# Magnesiumöl

**Das Wundermittel Magnesiumöl.**

**Wichtigkeit, Einnahme, Anwendungsmöglichkeiten und Nebenwirkungen des lebenswichtigen Minerals.**

Sandra Fassbender

# Inhaltsverzeichnis

Einleitung ............................................................................ 1

1. Überblick über dieses eBook ......................................... 2

2. Allgemeines über Magnesium ....................................... 6

3. Die Wichtigkeit von Magnesium .................................... 9

4. Der Magnesiummangel ................................................ 10

5. Die Vorteile der Einnahme von Magnesium ............... 17

6. Die Einnahme von Magnesium .................................... 35

7. Das Magnesiumöl ........................................................ 37

    a. Die Herstellung von Magnesiumöl ........................... 39

    b. Die Anwendungsmöglichkeiten ................................ 40

    c. Die richtige Dosis von Magnesium ........................... 46

    d. Vorsichtsmaßnahmen und Nebenwirkungen ........... 47

Schlusswort ...................................................................... 51

# Einleitung

In diesem eBook möchten wir Ihnen einen ganz besonderen, oft vergessenen und vielfach unterschätzten Mineralstoff vorstellen. Es ist ein Mineralstoff, der an der Bildung von über 300 lebenswichtigen Enzymen in unserem Körper beteiligt ist. Es ist ein Mineralstoff, der für unsere Muskulatur wichtig ist und deshalb von Sportlern geschätzt wird. Er entspannt nämlich nicht nur unsere Muskeln, sondern verhindert auch Muskelkrämpfe. Es ist ein Mineralstoff, der für unser Herz von Bedeutung ist, so reguliert er unseren Blutdruck und kann außerdem Herzrhythmusstörungen vorbeugen. Bei dem Mineralstoff handelt es sich um den vierthäufigsten Mineralstoff in unserem Organismus, der Natrium, Kalium und Kalzium folgt und damit eine besonders wichtige Schlüsselposition unter den Mineralstoffen einnimmt. Bei dem Mineralstoff handelt es sich um Magnesium. Hier in diesem eBook wollen wir Ihnen nicht nur über Magnesium in Form von Kapseln erzählen, sondern hauptsächlich über eine besondere Form des Magnesiums, nämlich Magnesiumöl.

Sie kennen Magnesiumöl noch nicht? Dann werden Sie gewiss überrascht sein, wenn wir Ihnen hier die wichtigsten Dinge darüber erzählen und auch praktische Anwendungsmöglichkeiten und Einnahmetipps vorstellen.

Wir können Ihnen aber schon vorab verraten, dass es sich bei Magnesiumöl um eine äußerst einfache und gleichzeitig besonders effektive Anwendungsmöglichkeit handelt. Besonders bei akuten Schmerzen hat Magnesiumöl einen großen Vorteil gegenüber anderen Einnahmequellen von Magnesium. Tauchen Sie mit uns in die vielseitige Welt des Magnesiums ein und überzeugen Sie sich selbst von dem Multitalent unter den Mineralstoffen.

Wir wünschen Ihnen schon jetzt viele neue Erkenntnisse und viel Spaß beim Lesen!

# 1. Überblick über dieses eBook

Sie haben sich aus einem bestimmten Grund für den Kauf dieses eBooks entschieden. Das freut uns sehr! Ganz egal, ob Sie einfach nur neugierig sind, etwas Neues lernen möchten oder aber aus einem ganz bestimmten Anlass, beispielsweise bestimmten Symptomen oder Beschwerden, mehr über Magnesium und Magnesiumöl im Speziellen lernen möchten, wir haben in diesem eBook die wichtigsten Informationen für Sie zusammen gesammelt. Die logische Strukturierung und der einfache Aufbau des eBooks sollen Ihnen dabei helfen, dass Sie sich langsam der Thematik nähern können und damit bestens von dem eBook profitieren können.

Bevor wir uns also mit dem Wesentlichen beschäftigen, möchten wir Ihnen noch einen kleinen Überblick über den Inhalt dieses eBook geben - so wissen Sie auf jeden Fall schon jetzt, was auf Sie zukommen wird!

Im zweiten Kapitel widmen wir uns dem Thema Magnesium. Vielleicht ist Ihnen der Mineralstoff Magnesium bereits bekannt – das ist von Vorteil, um die nachfolgenden Kapitel gut verstehen zu können. Falls nicht, ist das aber auch kein Problem, denn wir haben die Basics nochmals für Sie aufbereitet. In diesem Kapitel möchten wir Ihnen ebenso einige Nahrungsmittel nennen, die besonders reich an Magnesium sind. Da Magnesiumöl eine Form von Magnesium ist, beginnen wir also zuerst mit dem Mineralstoff an sich, bevor wir uns dann dem Thema Magnesiumöl in einem späteren Kapitel nähern.

Im dritten Kapitel kommen wir auf die Wichtigkeit von Magnesium zu sprechen. In diesem Kapitel dreht sich alles um die körperlichen Vorgänge und die Gründe, warum wir Magnesium so dringend benötigen. Magnesium übernimmt eine Schlüsselrolle, wenn es um viele, wichtige Körpervorgänge geht, weshalb man die Wichtigkeit

*Magnesiumöl*

des Mineralstoffes nicht unterschätzen sollte.

Im vierten Kapitel werfen wir einen Blick auf den Magnesiummangel und mögliche Symptome oder Beschwerdebilder, die auf einen Mangel hinweisen könnten. Dabei nennen wir Ihnen eine Vielzahl an Beschwerden, können jedoch nicht garantieren, dass es sich bei Ihren Beschwerden oder Symptomen um einen Magnesiummangel handelt. Deshalb ist uns auch besonders wichtig, dass Sie im Falle von Unklarheiten oder Beschwerden einen Arzt aufsuchen, bevor Sie mit der unkontrollierten Behandlung mit Magnesium oder Magnesiumöl beginnen. Ein besonders wichtiger Punkt dieses Kapitels ist auch die Aufzählung von einigen, wesentlichen Ursachen für den Mangel an diesem wichtigen Mineralstoff. Das könnte bereits wichtige Informationen liefern und die Grundlage für eine Veränderung geben. Ernähren Sie sich beispielsweise sehr einseitig? Dann sollten Sie in Betracht ziehen, künftig auf eine vollwertige und vor allem abwechslungsreiche Kost wert zu legen.

Und da wir nun wissen, was zu einem Mangel führen kann und welche Beschwerden auftreten können, möchten wir uns im fünften Kapitel den Vorteilen von Magnesium zuwenden. In diesem recht umfangreichen Kapitel erklären wir Ihnen nicht nur, warum Magnesium gegen Entzündungen wirkt, sondern auch welche Auswirkungen die Einnahme von Magnesium auf Ihre Darmgesundheit hat, wie Sie Krankheiten verhindern oder zumindest die Chancen des Auftretens von bestimmten Krankheiten reduzieren können. Wir möchten Ihnen außerdem näherbringen, welche positiven Auswirkungen Magnesium auf Ihre Herzgesundheit hat und welcher Zusammenhang zwischen Stress, starken Nerven und Magnesium besteht. Magnesium wird oft auch Multitalent genannt. Das liegt unter anderem daran, dass es ein sehr vielseitiges Anwendungsgebiet hat und bei vielen alltäglichen Beschwerden wie Müdigkeit, Akne oder Ekzemen, aber auch Unruhezuständen zu einer Verbesserung oder Linderung der Beschwerden führen kann.

Im sechsten Kapitel stellen wir Ihnen die verschiedenen Möglichkeiten der Einnahme des Mineralstoffes vor. Ganz egal, ob Sie eine kleine Tablette schlucken möchten oder aber eine einfache Einnahme ohne Wasser oder Glas bevorzugen, Magnesium gibt es in vielen Varianten. Auch eine aufgelöste Brausetablette zum Trinken oder das Einmassieren von Magnesiumöl sind denkbar. Sie haben die Wahl! Welche Vorteile die Anwendung von Magnesiumöl gegenüber anderen Einnahmevarianten hat, werden Sie an einem späteren Punkt erfahren.

Ab dem siebenten Kapitel dreht sich alles um den Schwerpunkt des eBooks, nämlich Magnesiumöl im Speziellen. In erster Linie wollen wir Ihnen kurz und prägnant erklären, was denn überhaupt Magnesiumöl ist und warum dies besonders gut ist, ohne dabei wichtige Informationen wegzulassen.

Im ersten Unterkapitel beschäftigen wir uns mit der Herstellung von Magnesiumöl, denn prinzipiell können Sie Magnesiumöl ganz einfach zuhause herstellen. Die Herstellung ist einfach und es werden nur zwei Rohstoffe gebraucht, während sie einen der beiden garantiert zuhause haben – nämlich das Leitungswasser. Wer eher die bequeme Variante bevorzugt, kann Magnesium nach wie vor online oder über das gut sortierte Reformhaus beziehen. In weiterer Folge beschäftigen wir uns auch mit den unterschiedlichen Anwendungsmöglichkeiten. Magnesiumöl ist besonders vielseitig und kann sowohl äußerlich in Form von Massagen, Bädern oder Wickeln angewandt werden, aber auch einer innerlichen Einnahme steht nichts im Wege. Abschließend folgt noch ein Überblick über die empfohlene Dosis, die Sie nicht überschreiten sollten und einige wichtige Vorsichtsmaßnahmen, über die Sie zumindest Bescheid wissen sollten. Welche Nebenwirkungen Magnesium hat (oder auch nicht), können Sie ebenso in diesem Kapitel lesen.

Insgesamt handelt es sich bei diesem eBook um ein bunt gemischtes Abenteuer durch die Welt des Magnesiums und wir freuen uns wirklich sehr, dass Sie uns auf dieser Reise begleiten möchten!

*Magnesiumöl*

Da wir aber auch der Meinung sind, dass der Alltag stressig genug ist, gönnen Sie sich doch einfach eine Tasse leckeren Tee, während Sie sich gemütlich niederlassen, um in diesem Büchlein zu schmökern!

Auf bald und alles Gute!

## 2. Allgemeines über Magnesium

Ja was ist denn eigentlich Magnesium? Wie wir bereits kurz in der Einleitung angesprochen haben, ist Magnesium ein essenzieller Mineralstoff, der für uns und unseren Körper besonders wichtig ist. Leider ist es nun so, dass unser Körper Magnesium nicht selbst produzieren kann.

In unserem Körper findet man in der Regel 25 bis 28 Gramm Magnesium. Das ist eine wirklich kleine Menge, die man theoretisch sogar auf nur zwei Teelöffel verteilen kann. Obwohl diese Menge nur so gering ist, kann ein Mangel an Magnesium das Gleichgewicht unseres Körpers aus der Balance bringen.

Das meiste Magnesium (in etwa 60 Prozent) wird übrigens in unseren Knochen als Depot gespeichert, 39 Prozent sind auf die restlichen Organe verteilt und das eine Prozent, das übrig bleibt, finden wir in unserem Blut.

Nun ist es so, dass Magnesium zwar in unserem Körper gespeichert werden kann, aber dennoch sollten in etwa 300 bis 400 mg pro Tag auf unserem Tisch landen. Die genaue Menge hängt von verschiedenen Dingen ab – bei den 300 bis 400 mg handelt es sich um einen reinen Durchschnittswert. Das bedeutet aber in jedem Fall, dass wir Tag für Tag Magnesium zu uns nehmen müssen oder sollten. Und das kann natürlich über unsere Nahrung erfolgen. Man mag nun denken, dass dies eigentlich auch der einfachste und beste Weg der Aufnahme sein sollte, aber worin ist denn überhaupt Magnesium enthalten? Sonnenblumenkerne enthalten besonders viel Magnesium. Sie essen gerne Brot mit Sonnenblumenkernen? Super! Aber das wird leider nicht ausreichen. In 100 g Sonnenblumenkernen sind 420 mg Magnesium enthalten. Da müssten Sie besonders viel Brot essen, um Magnesium in der ausreichenden Menge zu sich zu nehmen. Leinsamen

*Magnesiumöl*

enthalten ebenso viel Magnesium! Hier kommt es bei 100 g auf 350 mg Magnesium und bei Weizenkeimen kommen wir bei 100 g auf 250 mg. Erd- und Haselnüsse, aber auch ungeschälter Reis enthalten pro 100 g in etwa 160 mg Magnesium, gefolgt von Haferflocken mit 139 mg auf 100 g und Roggen mit 120 mg auf 100 g. Essen Sie gerne Schokolade? Schokolade enthält nämlich auch Magnesium, aber freuen Sie sich nicht zu früh – die beliebte Milchschokolade enthält leider nur 86 mg pro 100 g Schokolade. Die etwas gewöhnungsbedürftige Zartbitterschokolade enthält hingegen stolze 133 mg pro 100 g Schokolade. Und Marzipan, auch Marzipan muss an dieser Stelle genannt werden, da es nämlich mit 120 mg Magnesium pro 100 g immer noch zu den Top Magnesiumlieferanten gehört. Bestimmt fragen Sie sich jetzt, ob denn Obst und Gemüse kein Magnesium liefern oder eventuell Fleischwaren oder Milchprodukte? Nun gut, Spinat enthält pro 100 g in etwa 58 mg Magnesium, Kohlrabi 43 mg pro 100 g und Erbsen 33 mg pro 100 g. Wenn Sie gerne Bananen essen, dann freut es Sie bestimmt zu wissen, dass Bananen zu den wichtigsten Magnesiumlieferanten zählen. Leider sind in 100 g nur 36 mg Magnesium enthalten. Himbeeren enthalten in etwa 30 mg auf 100 g gerechnet. Fische enthalten ebenso Magnesium – hier führt der Seelachs mit 57 mg pro 100 g, gefolgt vom Zander mit 50 mg pro 100 g. Mit etwas größerem Abstand folgt die Auster mit 40 mg pro 100 g. Das beliebte, weiße Hühnerfleisch enthält 37 mg und Reh 30 mg – beides ebenso pro 100 g Fleisch. Wenn Sie gerne Salami essen, dürfen Sie sich auch freuen – Salami enthält 45 mg pro 100 g. An Milchprodukten ist vor allem Käse zu nennen. Tilsiter enthält mit 40 mg pro 100 g etwas mehr Magnesium als Emmentaler mit 35 mg pro 100 g. Das Weizenbrot, aber auch Cornflakes, Joghurt, Milch, Salat oder Äpfel enthalten alle unter 30 mg pro 100 g. Salate und auch Äpfel sind gewiss gesund, aber nicht die idealen Lieferanten des wichtigen Mineralstoffs Magnesium.

Und nun, liebe Leser und Leserinnen, Hand aufs Herz! Wie viele Sonnenblumenkerne nehmen Sie täglich zu sich? Oder wie viel Leinsamen essen Sie pro Tag? Haben Sie Weizenkeime überhaupt schon mal gegessen? Die Top-Magnesiumlieferanten sind wohl selten bis gar nicht auf unseren Tellern zu finden und wenn, dann bestimmt nicht in der ausreichenden Menge!

Ein kleiner Vergleich am Rande: Magnesium Sport Sticks enthalten üblicherweise zwischen 300 und 400 mg Magnesium. Eine Banane enthält 36 mg. Um dieselbe Menge Magnesium über Nahrungsmittel aufzunehmen, müssten Sie zwischen acht und elf Bananen pro Tag essen. Klingt das sinnvoll? Gewiss nicht!

Deshalb ist es in der Tat sinnvoll und ebenso auch wichtig, dass Magnesium zusätzlich eingenommen wird. Denn nur so können alle Funktionen unseres Körpers aufrecht gehalten werden und nur so bleiben wir Menschen gesund.

Und das kann auf unterschiedlichste Art und Weise passieren. Über die Einnahme von Magnesium erfahren Sie in einem späteren Kapitel genaueres. An dieser Stelle möchten wir nur anmerken, dass Magnesium beispielsweise in Form von kleinen Kapseln eingenommen werden kann. Außerdem gibt es Brausetabletten, die einfach in einem Glas Wasser aufgelöst und getrunken werden können. Aber auch Pulver, das einfach und bequem auf die Zunge geleert werden kann, eignet sich gut – außerdem ist das auch unterwegs gut möglich, da kein Wasser notwendig ist. Und dann gibt es eben noch Magnesiumöl. Was genau Magnesium ist, möchten wir Ihnen jetzt noch nicht verraten. An dieser Stelle möchten wir um etwas Geduld bitten! Aber haben Sie keine Sorge, denn wir werden dieses Geheimnis auf jeden Fall später lüften und Ihnen alles über Magnesiumöl erzählen!

# 3. Die Wichtigkeit von Magnesium

Für alle Vorgänge unseres Körpers sind Zellen von großer Bedeutung, aber ohne Magnesium kann kein Zellstoffwechsel stattfinden. Dann könnten unsere Zellen nicht mehr entgiften und das würde dazu führen, dass bestimmte Vorgänge und Funktionen nicht mehr durchgeführt werden können. Das betrifft vor allem die Zellteilung, aber auch die Eiweißsynthese oder die Verwertung von Fetten oder Kohlenhydraten. Und am wichtigsten trifft es unsere Energie – die Energieproduktion würde komplett stoppen, was natürlich auf unseren kompletten Körper Auswirkungen hat. Ein Magnesiummangel betrifft also nicht nur ein Organ, sondern jedes einzelne System in unserem Körper.

# 4. Der Magnesiummangel

In den letzten Kapiteln konnten Sie gewiss einige, interessante Dinge über Magnesium und die Wichtigkeit dieses Mineralstoffes lernen. Nun möchten wir Ihnen allerdings die Ursachen für einen Magnesiummangel vorstellen und ebenso über Symptome reden, die eventuell auf einen Magnesiummangel hinweisen könnten. Manche Symptome machen sich recht schnell bemerkbar, während andere hingegen lange unentdeckt bleiben, bevor sie sich schleichend in unser Leben drängen.

Wie auch bei anderen Vitaminen, Spurenelementen oder Mineralstoffen kann ein Magnesium dann entstehen, wenn wir zu wenig Magnesium aufnehmen oder aber wenn unsere Lebensweise oder unsere Ernährungsgewohnheiten besonders viel davon verbrauchen. In manchen Fällen kann auch eine genetische Veranlagung zu einem Magnesiummangel führen – vor allem dann, wenn die Aufnahme des Magnesiums behindert ist. In diesem Fall ist es meist nicht nur empfehlenswert Magnesium zu supplementieren, sondern wird sogar empfohlen.

Was also sind Ursachen für einen Mangel an Magnesium?

Unsere Ernährungsgewohnheiten haben sich in den letzten Jahren sehr stark geändert, dazu kommt eine Auslaugung der Böden. Die typische Zivilisationskost basiert zunehmend auf weißem Zucker und Weißmehl, auch wird viel Milch getrunken. Diese Mangelernährung kann zu einem Mangel an Magnesium führen, aber ebenso eine Ernährung, die auf zu vielen Proteinen basiert.

An dieser Stelle sind auch die klassischen Schlankheitsdiäten zu nennen, die oftmals sehr einseitig aufgebaut sind und demnach eine nicht ausreichende Aufnahme mit sich bringen. Diäten sind nicht das

*Magnesiumöl*

Thema dieses eBooks, weshalb wir hier auch nicht weiter ins Detail gehen möchten. Grundsätzlich möchten wir aber darauf hinweisen, dass eine vollwertige, abwechslungsreiche Ernährung zu empfehlen ist.

Nimmt man zu viel Kalzium auf, sollte man an eine Supplementierung mit Magnesium denken, denn um Kalzium richtig aufzunehmen, wird der Mineralstoff Magnesium benötigt.

Eine Mehrzahl an Alkoholikern hat niedrige oder niedrigere Magnesiumwerte. Deshalb kann hier auch hoher Alkoholkonsum als mögliche Ursache für einen Magnesiummangel genannt werden. Tabak spielt allerdings eine ähnliche Rolle und ist der regelmäßige Alkoholkonsum dicht auf den Versen.

Starkes Schwitzen ist ebenso eine Ursache für Magnesiummangel. In diesem Fall verbraucht der Körper zu viel davon – ähnlich wie bei Durchfall. Dieser könnte nämlich ebenso ursächlich für den Mangel an dem wichtigen Mineralstoff sein.

Und dann gibt es noch die verschiedensten Funktionsstörungen unseres eigenen Körpers ebenso wie Krankheiten, die Ursache für einen Magnesiummangel sein können. Dazu zählt beispielsweise ein geschädigtes Verdauungssystem. Wenn dieses Magnesium nicht in ausreichender Form absorbieren kann, wie das oft bei Morbus Crohn oder dem Leaky-Gut-Syndrom der Fall sein kann, könnte das in weiterer Folge zu einem Magnesiummangel führen. Wenn man unter einer Funktionsstörung der Niere leidet, dann kann diese zu einer erhöhten Ausscheidung von Magnesium im Urin führen. An dieser Stelle müssen wir wohl nicht erwähnen, dass auch das zu einem Magnesiummangel führen kann. Und wenn die Triglycerid- oder Cholesterinwerte hoch sind, kann das ebenso bedeuten, dass ein Magnesiummangel nicht fern ist. Ein weiterer Punkt auf dieser Liste ist Diabetes, denn auch das kann zu einer erhöhten Ausscheidung im Urin führen.

Auch Medikamente können einerseits die Aufnahme von Magnesium behindern oder andererseits zu einem schnelleren Abbau bzw. zu einer erhöhten Ausscheidung führen. Zu diesen Medikamenten zählen unter anderem Abführmittel, Antibiotika, Cortison, Mittel zur (begleitenden) Behandlung von Krebs, aber auch die Antibabypille ist an dieser Stelle zu nennen.

Und dann wäre da noch – wer hätte das gedacht – Stress, denn Stress spielt ebenso eine wesentliche Rolle im Zusammenhang mit einem Magnesiummangel.

Wenn Sie jetzt nochmals zum Anfang dieser Liste zurückblättern, fällt Ihnen bestimmt auf, dass diese eigentlich ziemlich lange ist. Die Chance ist also durchaus gegeben, dass Sie einen Magnesiummangel haben könnten. Wie Sie dies rausfinden können? Nun, am zuverlässigsten ist natürlich die Blutabnahme – hier können Sie am einfachsten den Wert bestimmen lassen und erhalten die Ergebnisse innerhalb von wenigen Tagen zurück. Doch gibt es einige Symptome, die auf einen Mangel hinweisen. Sollten Ihnen eines oder mehrere der folgenden Symptome bekannt vorkommen, dann besteht eine gute Chance, dass Sie an einem Magnesiummangel leiden können. Was in diesem Fall zu tun ist, lesen Sie in einem folgenden Kapitel. Welche Symptome sind möglich?

- Ihre Augenlider zucken ab und zu pausenlos. Das nervt Sie tierisch, denn sie lassen sich von nichts beruhigen. Eine sanfte Massage, Eiswürfel oder einfach nur kurz die Augen schließen – Sie haben schon alles versucht und dennoch zucken sie weiter. Und wenn es nicht die Augenlider sind, die zucken, dann sind es die kleinen Muskeln unter oder neben den Augen.

- Sie leiden unter Ohrgeräuschen wie einem andauernden Summen oder einem leisen Zischen. Manchmal ist es auch ein nerviges Klingeln, ein lautes Rauschen oder ein schrilles Pfeifen, das Ihnen nicht nur den Schlaf raubt, sondern auch untertags Ihr Wohlbefin-

*Magnesiumöl*

den beeinträchtigt. Eventuell wurde bei Ihnen auch schon Tinnitus diagnostiziert.

- Kreislauf- und Schwindeltropfen haben Sie immer und überall mit dabei – denn Schwindel und Kreislaufbeschwerden kennen Sie gut.

- Ihr Partner beschwert sich zunehmend über Ihre (zyklusunabhängigen) Launen und wundert sich öfter mal, ob Sie mit „dem falschen Fuß" aufgestanden sind. Dabei haben Sie doch einfach nur kein Auge zugemacht oder super schlecht geschlafen und wünschen sich noch etwas mehr Zeit im kuschelig warmen Bett.

- Sie sind manchmal sehr empfindlich gegenüber allen möglichen Geräuschen. Schon leise Atemgeräusche von Ihrem Gegenüber treiben Ihnen unangenehme Schauer über den Rücken. Und außerdem fällt es Ihnen irrsinnig schwer, sich auf Ihre Arbeit oder Ihr Gegenüber zu konzentrieren.

- An manchen Tagen fühlen Sie sich einfach nur richtig schlapp. Es scheint fast so, als hätten Sie keine Energie und nach der geringsten Anstrengung reagieren Sie erschöpft. Ihre körperliche, aber auch Ihre geistige Leistungsfähigkeiten lassen zu wünschen übrig! Das macht sich schon nach dem Aufstehen bemerkbar. Manchmal sind Sie nämlich bereits kurz nach dem Aufstehen wieder müde und könnten glatt noch eine Runde schlafen.

- Sie können mit Stress nicht umgehen, sind oft innerlich unruhig und leicht reizbar. Abweichungen von den alltäglichen Abläufen, die für Sie Normalität geworden sind, machen Sie nervös!

- Sie treiben gerne Sport, aber danach sind Ihre Muskeln verspannt. Vor allem im Schulter- oder Nackenbereich haben Sie immer wieder mit verspannten Muskeln zu kämpfen. Ab und zu haben Sie auch einfach nur Rücken- oder Nackenschmerzen. Und dann gibt es Tage, an denen Sie aber auch ohne sportliche Anstrengung

Muskelkrämpfe in den Waden oder in den Zehen haben, ab und zu sogar in den Oberschenkeln. Und ihre Muskeln zucken immer mal wieder unwillkürlich ohne vorhergehende Anstrengung oder Bewegung.

- Sie zittern ab und zu. Und das nicht nur, wenn Ihnen kalt ist oder Sie krank sind.

- Es gibt Tage, an denen Sie keinen Appetit haben. Bei Ihnen wurde eine chronisch-entzündliche Darmerkrankung festgestellt. Sie fühlen sich eigentlich ziemlich wohl, wären da nicht die Magenkrämpfe, Blähungen, Durchfall, Verstopfung oder sonstige Verdauungsbeschwerden. Manchmal sind es auch einfach nur Bauchschmerzen. Sie sind leicht übergewichtig - Finger auf die Nase, vielleicht sind Sie doch ein bisschen mehr als nur leicht übergewichtig. Oder es ist das Gegenteil der Fall! Sie haben stark abgenommen, ohne dafür eine passende Erklärung zu finden.

- Sie haben hohen Blutdruck oder leiden an einer Herzkreislauferkrankung.

- An manchen Tagen verspüren Sie ein leichtes, aber doch klares Kribbeln in den Hängen oder Füßen, an anderen Tagen ist es ein beängstigendes Taubheitsgefühl. Sie leiden an Durchblutungsstörungen.

- Sie haben oft Kopfschmerzen oder Migräne.

- Manchmal fühlen Sie, wie Ihr Herz zu stolpern beginnt oder viel schneller oder stärker klopft als üblich. Bei Ihnen wurde eventuell Angina pectoris diagnostiziert. Ab und zu fühlt es sich so an, als könnten Sie nicht tief einatmen. Ihre Brust spannt und es scheint so, als wäre alles zu eng. Oder aber Sie leiden an einer Herz-Kreislauf-Erkrankung.

- Sie haben oft kalte Füße.

*Magnesiumöl*

- Es fühlt sich so an, als würden Sie schnell altern.

- Sie machen sich gerne über alles Gedanken. Oft grübeln Sie stundenlange ohne zu einem klaren Ergebnis oder zu einer Entscheidung zu kommen. Manchmal scheint es fast so, als würden Sie in einem schwarzen Loch sitzen. Es gibt allerdings keine bekannten Gründe für diese Niedergeschlagenheit. Sie sind prinzipiell immer besorgt. Sie wurden schon öfter darauf angesprochen, dass Sie irgendwie so teilnahmslos wirken, aber selbst fällt Ihnen das gar nicht auf. Manchmal haben Sie aber auch einfach nur Angst – vor allem, generell und überhaupt. Und dann wissen Sie gar nicht, wo Ihnen der Kopf steht. Sie sind desorientiert und völlig verwirrt.

- Ihr Zahnarzt kennt Sie (und Ihre Kinder) mittlerweile beim Vornamen, denn der monatliche Zahnarztbesuch bleibt Ihnen Dank schlechter Zähne wirklich nicht erspart.

- Sie haben dünnes Haar oder Haarausfall.

- PMS, unregelmäßige Monatsblutungen und Krämpfe – Sie kennen das volle Programm.

- Sie leiden an Multipler Sklerose (MS), Asthma, grünem Star oder Osteoporose.

- Am liebsten trinken Sie ein großes Glas Cola – und das nicht nur sonntags zum Sonntagsbraten, sondern mindestens 5-mal am Tag, wenn nicht sogar öfter. Und wenn das Cola aus ist, muss es eine andere Limonade sein. Wasser verwenden Sie am liebsten zum Blumengießen, nicht aber als Durstlöscher.

- Ihre Familie ist überzeugt davon, dass Sie verliebt sind – so salzig wie das Essen schmeckt, kann es nur diese Erklärung dafür geben!

- Sie ernähren sich hauptsächlich von Fast Food. Am besten in Kombination mit einem großen Glas Cola mit Eiswürfeln.

- Sie haben einen Mangel an B-Vitaminen, wie Vitamin B1 oder B6 – vielleicht sogar an beiden?

- Sie nehmen regelmäßig Medikamente ein, beispielsweise zur Entwässerung, ACE-Hemmer oder Abführmittel. Auch Herzmittel gehören auf diese Liste.

- Bei Ihnen gibt es nicht nur ein Feiertagsbier oder ein Gläschen Sekt an Silvester, sondern Alkohol gibt es bei Ihnen regelmäßig und manchmal überschätzen Sie sich etwas bezüglich der Menge.

Wie Sie sehen können, hat der Mangel an Magnesium nicht nur Auswirkungen auf ein bestimmtes Organ oder eine Stelle im Körper, sondern kann von Kopf bis Fuß unerwünschte Symptome hervorrufen. Gerade deshalb ist es wichtig, dass Sie bei einem Verdacht baldmöglichst reagieren und die notwendigen Vorkehrungen treffen.

Wichtiger Hinweis: Bei dieser Aufzählung handelt es sich um eine Sammlung der wichtigsten Symptome und Beschwerden. Sollten Sie körperliche Beschwerden haben, suchen Sie bitte unbedingt einen Arzt auf. Wie immer können wir keine ärztliche oder therapeutische Beratung übernehmen, möchten Ihnen aber mit den gründlich recherchierten und zusammengetragenen Informationen eine Basis für ein ärztliches Gespräch liefern. Weiterführende Informationen erhalten Sie sowohl beim Arzt Ihres Vertrauens als auch bei einem Apotheker.

# 5. Die Vorteile der Einnahme von Magnesium

Bevor wir uns mit den Vorteilen von Magnesium im Detail beschäftigen, möchten wir Ihnen einen kleinen Überblick über die möglichen Anwendungsgebiete von Magnesium geben, damit Sie bereits im Vorfeld wissen, ob Sie von einer Einnahme profitieren könnten oder nicht. Da es sich aber um ein sehr breites Anwendungsgebiet handelt, sind wir uns fast sicher, dass der eine oder andere Punkt auch für Sie besonders interessant sein könnte.

Wofür wird Magnesium also eingesetzt und welche Anwendungsgebiete werden generell abgedeckt?

- Arthrose und Arthritis, vor allem rheumatische Arthritis
- Gelenksschmerzen
- Osteoporose
- Stimmungsschwankungen, Gereiztheit, Angstzustände und Panik – alles was die Nerven betrifft, also psychische Herausforderungen oder psychiatrische Erkrankungen
- Stress
- Depressionen oder depressive Verstimmungen
- Abgeschlagenheit und chronische Müdigkeit
- Kopfschmerzen und Migräne
- Herz- und Herzkreislauferkrankungen

- Muskelkrämpfe, aber auch bei Steifheit oder Zerrungen der Muskeln
- Sportverletzungen, sowie bei Muskelkater
- Magendarmprobleme, wie Krämpfe, Verstopfung oder Durchfallerkrankungen
- Frauenprobleme wie PMS oder Wechseljahrsbeschwerden
- Diabetes Typ 1 und Typ 2
- Bluthochdruck
- Entzündungen, wie chronische Entzündungen

Diese Liste ist keinesfalls vollständig, kann Ihnen aber zumindest im Überblick zeigen, in welchen Bereichen eine Einnahme von Magnesium durchaus sinnvoll ist oder sein kann. Lassen Sie uns zur Verdeutlichung noch einen genauen Blick auf die wichtigsten Punkte dieser Liste werfen!

**Magnesium beruhigt die Nerven und beeinflusst das seelische Wohlbefinden. Es verbessert die Schlafqualität, hilft uns im Umgang mit Stress und stressigen Situationen und wirkt sich außerdem positiv auf überreizte Nerven, wie dies oft bei dem Phänomen Restless-Legs der Fall ist, aus!**

Magnesium wird oftmals auch das Salz der inneren Ruhe genannt und das zu Recht. Wenn Sie das Gefühl haben, dass Sie morgens aufwachen und trotzdem nicht für den Tag gerüstet sind, sondern sich eher müde und schwach fühlen, dann wird Magnesium nicht nur helfen, dass Sie leichter einschlafen, sondern auch die Art und Weise wie Sie schlafen, wird sich enorm verbessern. Ihr Körper ist nachts damit beschäftigt, viele Dinge zu erledigen, die tagsüber nicht so effizient erledigt werden können: Der Körper entgiftet nachts besonders intensiv.

*Magnesiumöl*

Die Leber kann gereinigt werden und es ist ausreichend Zeit, um kaputte Zellen Stück für Stück zu reparieren und anschließend zu entsorgen. Auch werden die wichtigen Energiespeicher aufgefüllt. Nachts ist der Fokus ganz eindeutig auf die Regeneration und Heilung gerichtet. Viele Menschen haben mittlerweile aber enorme Probleme mit dem Einschlafen und auch Durchschlafprobleme treten immer häufiger auf. Die Qualität des Schlafes ist demnach nicht so gut, wie sie sein sollte. Das erhöht das Risiko für Krankheiten, denn die wichtige Zeit für Regeneration und Heilung kann nicht optimal genutzt werden. Zellen und Organe können demnach leichter geschädigt werden und es dauert länger bis diese repariert werden. Außerdem fördert ein Mangel an Erholung und Schlaf das Auftreten von Ängsten und Depressionen. Auch fehlt uns ein wichtiger Ausgleich für den alltäglichen Stress. Das Immunsystem, nein, sogar unser ganzer Körper leidet unter den Folgen.

Es ist nämlich so, dass Stress nach und nach zunimmt. Sowohl Umfragen, als auch Statistiken sprechen hier eine ganz eindeutige Sprache. Die Herausforderungen des beruflichen, aber auch privaten Alltags überfordern viele, manche leiden deshalb sogar unter depressiven Verstimmungen und das ist noch lange nicht alles! So wirklich frei von Stress ist nämlich keiner mehr. Der steigende Druck im Job bringt viele dazu, dass sie nach Dienstschluss nicht mehr komplett abschalten können. Die Frustration ist groß. Doch zuhause wartet ein Haushalt, der zu führen ist. Die Berge an frisch gewaschener Wäsche bügeln sich leider noch nicht von selbst. Die Kinder brauchen Unterstützung bei den Hausaufgaben. Ältere, bedürftige Angehörige werden nebenbei gepflegt. Und das alles, obwohl man sich selbst nicht gut fühlt und alles andere als in der Lage ist, all diese Herausforderungen zu managen. Vor allem wäre da auch noch der eigene Partner, der sich auf ein gemeinsames Gläschen Rotwein nach dem langen Arbeitstag freut. Aber so wirklich in Stimmung sind Sie nicht. Zwischen dem beruflichen Druck, den privaten Herausforderungen, diversen Ängsten und der großen Zukunftsunsicherheit leiden wir unter der Flut an

Informationen, die uns die Medien Tag für Tag servieren. Und zu allem Überfluss ernähren wir uns schlecht. Stress ist natürlich subjektiv, aber es ist unumstritten, dass Stress ernsthafte Folgen haben kann. Wenn unser Körper nämlich Cortisol und Adrenalin ausstößt – und das tut er unter Stress – dann versetzen wir ihn in Alarmbereitschaft. Unser Körper bereitet sich auf den großen Angriff, oder auf die Flucht vor. Unsere wertvollen Energiereserven werden dazu mobilisiert. Üblicherweise wird das Stresshormon Cortisol nach der Stresssituation oder Herausforderung abgebaut. Da wir Menschen aber zunehmend unter Dauerstress stehen, ist dies oft nicht der Fall. Und das löst dann eine Kettenreaktion an negativen Vorgängen in unserem Körper aus. Unser Gleichgewicht gerät außer Kontrolle. Der Blutdruck steigt. Die Muskeln verspannen sich. Die Gedanken drehen sich im Kreis. Wir schütten mehr und mehr Stresshormone aus, während unser subjektives Stressempfinden gleichzeitig zunimmt. Ein Kreislauf beginnt, der dringend unterbrochen werden muss. Und genau an diesem Punkt kommt Magnesium ins Spiel! Magnesium ist nämlich ebenso bekannt als das Anti-Stress-Mineral. Es unterdrückt die übermäßige Bildung der Stresshormone und sorgt außerdem für eine Regulierung der Nervenfunktionen.

Restless-Legs sind ein besonderes Phänomen. Sind Sie schon mal abends oder spät nachts im Bett gelegen und konnten nicht einschlafen, weil Ihre Beine einfach nicht zur Ruhe kommen wollten? Ein pausenloses Kribbeln, störende Zuckungen, aber auch ein quälender Schmerz, der nicht zu vergehen scheint, sind dafür charakteristisch. Es scheint fast so als wollen sich die Beine unbedingt bewegen und sind deshalb so ruhelos – demnach wohl auch die Bezeichnung. Aktuell geht man davon aus, dass eine Störung des Dopaminstoffwechsels ursächlich für diese unangenehme Störung ist. Magnesium wird gerne als alternativmedizinische Behandlungsform eingesetzt und lieferte auch in der Vergangenheit bei vielen Betroffenen gute Ergebnisse.

Und dann wäre da noch die Depression. Wussten Sie, dass bereits jeder fünfte Erwachsene schon zumindest eine depressive Phase durchlau-

*Magnesiumöl*

fen hat? Ähnlich wie in Stresssituationen fühlen sich die Betroffenen überfordert und antriebslos. Sie wissen nicht wo ihnen der Kopf steht und wie sie am besten mit der aktuellen Situation umgehen können. Es scheint fast so, als ständen sie in einer Sackgasse und kein Weg führt vor oder zurück. Das führt dann dazu, dass sie sich nicht mehr konzentrieren können und abwesend wirken. Meist ist es so, dass sie ihr Verhalten sehr wohl wahrnehmen, aber nicht wissen, wie sie dieses ändern können oder sollen. In weiterer Folge haben sie dann mit Gefühlen von Angst und Schuld zu kämpfen. Insgesamt ist das eine Situation, die immer mehr Menschen kennen lernen müssen. Man weiß mittlerweile, dass Depressionen durch eine Art Ungleichgewicht an Botenstoffen in unserem Gehirn ausgelöst werden. Nun ist es so, dass Magnesium hilft, die Depressionen abzubauen und auch hilft es dabei, die Erholung von Depressionen zu beschleunigen. Liegt andererseits ein Mangel an dem wichtigen Mineralstoff vor, kann diese psychische Überforderungen, Erkrankungen und Depressionen fördern. An dieser Stelle sei anzumerken, dass Magnesium an der Bildung des wichtigen Glückshormons Serotonin beteiligt ist. Schon lange untersucht man die Auswirkungen von Magnesium auf solche Erkrankungen und hat viele gute Erfahrungen gemacht. Man ist überzeugt davon, dass Magnesium bei Stimmungsschwankungen, depressiven Verstimmungen, Angstgefühlen oder Gereiztheit eingesetzt werden kann. Deshalb lohnt sich ein Versuch immer!

**Magnesium hilft bei Osteoporose und Arthrose, da es wichtig für unsere Knochen ist. Schmerzen können gelindert werden, oftmals wird sogar von einer Heilung im Zusammenhang mit Magnesium gesprochen.**

Knochen bestehen einerseits aus einem harten Knochenmaterial und andererseits aus weichem Kollagen. Knorpelgewebe hingegen besteht fast nur aus Kollagenfasern. Deshalb sind Knochen auch wesentlich kräftiger, aber auch härter als reines Knorpelgewebe. Kollagen ist ein Eiweiß, das unter anderem die Bänder und Sehnen, aber auch unsere

Blutgefäße elastisch hält. In den Knochen und Zähnen sorgt es für die Festigkeit und außerdem sorgt das Kollagen für eine schöne, elastische Haut. Sie können sich vorstellen, dass unsere Knochen, aber auch unsere Gelenke leiden, wenn nicht ausreichend Kollagen verfügbar ist. Nun ist es aber auch so, dass Vitamin C, diverse B-Vitamine und auch Silizium, also Kieselerde, die Bildung von Kollagen unterstützen. Um jedoch Vitamin C zu aktivieren und damit für den Einsatz bereit zu machen, ist Magnesium notwendig. Um Knochensubstanz aufzubauen oder zu erhalten sind zwei wichtige Mineralstoffe notwendig. Einerseits handelt es sich dabei um Kalzium – das wissen Sie bestimmt schon aus diversen Werbungen für Milchprodukte – und andererseits um Magnesium. Kalzium ist in einer wesentlich höheren Menge notwendig, aber das Magnesium ist in einer wichtigen Funktion. So würde Kalzium nicht an die richtigen Stellen im Körper gelangen, wäre da nicht Magnesium, welches dem Kalzium den richtigen Weg zeigt. Der Vollständigkeit halber ist hier noch anzumerken, dass auch Phosphor eine wichtige Rolle spielt. Vitamin D und ein Mangel an diesem Vitamin werden oft in Verbindung mit Osteoporose genannt, so gilt Vitamin D auch als das Knochenvitamin schlechthin. Dennoch ist es so, dass Vitamin D ebenso Magnesium benötigt, um überhaupt aktiv werden zu können. Magnesium hilft Vitamin D bei der Umwandlung in Calcitriol – das ist die Form in der unser Körper Vitamin D nutzen kann.

Was ist aber überhaupt Osteoporose? Bei Osteoporose ist es so, dass die Knochensubstanz schneller als üblich abgebaut wird. Man spricht in dem Zusammenhang auch von Knochenschwund, weil die Knochendichte ja immer geringer wird, die Knochen außerdem an Festigkeit verlieren und auch wesentlich leichter brechen als sonst. Das trifft hauptsächlich die Knochen des Unterarms, des Oberschenkels, aber auch der Wirbelsäule. Osteoporose ist eine Krankheit, die häufig ältere Frauen nach der Menopause betrifft. Dennoch sind Männer nicht komplett ausgeschlossen und können ebenso an Osteoporose erkranken. Nach den Wechseljahren ist es so, dass unser Körper weni-

*Magnesiumöl*

ger Östrogen produziert und Östrogen hat einen wesentlichen Einfluss auf unsere Knochen - also den Aufbau und auch den Erhalt dieser. Ein wesentlicher Grund für den Knochenschwund ist der Abbau von mineralischer Substanz. Das ist im Grunde genommen eine ganz normale Abbauerscheinung, die schon bereits im Alter um die 30 beginnen kann. Dann allerdings in einem wesentlich geringeren Umfang. Davor wird Knochenmasse eher aufgebaut. Üblicherweise sind unsere Knochenzellen also damit beschäftigt, die verbrauchten Substanzen abzubauen und durch neue zu ersetzen. Ist man aber an Osteoporose erkrankt, funktioniert dieser Stoffwechsel nicht mehr, was auch bedeutet, dass mehr Knochenmasse abgebaut wird als notwendig, während gleichzeitig der Aufbau nur eingeschränkt funktioniert. Magnesium hilft aber nicht nur vorbeugend gegen Osteoporose, sondern hilft auch bei der Regeneration. Nun ist es so, dass man Osteoporose meist erst dann erkennt, wenn es zu den ersten Knochenbrüchen kommt. Beugen Sie deshalb rechtzeitig vor.

Magnesium ist übrigens ebenso bekannt für eine lindernde Wirkung bei Bandscheibenbeschwerden oder starken Rückenschmerzen. Wird Magnesiumöl aufgetragen, können die Beschwerden in vielen Fällen schnell behoben werden. Am besten Sie überzeugen sich davon selbst, denn einen Versuch ist es allemal wert!

Andererseits hilft es auch bei Arthrose. Was ist Arthrose? Nun, Arthrose ist der Fachbegriff für Gelenkverschleiß. Wie der Name schon vermuten lässt, handelt es sich dabei um eine fortschreitende Zerstörung der Gelenke, genauer gesagt der Knorpelschicht des Gelenks. Und wie Sie weiter oben schon gelesen haben, spielt Magnesium hier eine wichtige Rolle! Von Arthrose sind oftmals die Hände betroffen, aber auch die Knie oder die Hüfte. Viele Menschen berichten auch über betroffene Ellbogen oder Schultergelenke. Einerseits bereitet Arthrose große Schmerzen – dieser entsteht durch den Abbau der Knorpelmasse an den Enden der Knochen, was dann dazu führt, dass die Knochen aneinander reiben – und andererseits gibt es bislang noch keine Heilungsmethoden. Die Schulmedizin kann zwar die Symptome lindern, aber leider nicht mehr als das. Zu Arthrose kann es aus den verschiedensten Gründen kommen – sie kann durch einen Unfall oder ein Mikrotrauma ausgelöst werden, aber auch stark gelenkbelastender Sport erhöht das Risiko. Meist ist es aber so, dass man keine richtige Ursache findet, weshalb man dann von einer altersbedingten Arthrose ausgeht. Bewegung ist in jedem Fall gut, denn sie hilft unserem Körper beim Entsäuern. Wenn sich Schlacken in den Gelenken ablagern, verschlimmern sich die Symptome oftmals.

**Magnesium wirkt blutdruckregulierend und kann dadurch den Blutdruck auf natürlich Weise senken. Es reguliert ebenso die Cholesterinwerte in unserem Blut und kann eine natürliche Balance unterstützen. Gleichzeitig werden die Blutfettwerte gesenkt.**

Hoher Blutdruck ist keine Seltenheit, ganz im Gegenteil, er ist weit oben auf der Liste der Volkskrankheiten angeführt. Immer mehr Menschen haben damit zu kämpfen – Männer öfter als Frauen. Blutdruck entwickelt sich schleichend und wird erst dann erkannt, wenn die ersten Symptome erkannt werden. Anfangs zeigen sich Kopfschmerzen und Schwindel, aber auch Ohrensausen. Diese Signale unseres Körpers können übersehen werden, oder aber einfach dem Alltagsstress zugeschrieben werden. Spätestens dann, wenn es zu Schlafstörungen, Stimmungsschwankungen oder Konzentrationsproblemen kommt, werden die meisten hellhörig. Doch das sind nur die ersten Anzeichen, später kann sich Bluthochdruck in vielerlei Symptomen zeigen: Kurzatmigkeit, Schmerzen in der Brust (Angina Pectoris) oder Luftnot zählen dazu. Aber auch Herzinfarkt und Schlaganfall müssen der Vollständigkeit genannt werden. Bei Bluthochdruck muss unser Herz wesentlich mehr arbeiten, um den Herzmuskeln, unsere Organe und das Gewebe mit Nährstoffen, aber auch mit Sauerstoff zu versorgen. Das kann zu Verkalkungen von Herz und Gefäßen führen.

Studien zeigen aber, dass Magnesium helfen kann, denn es wirkt blutdruckregulierend. Magnesium kann bei richtiger Dosierung sowohl

*Magnesiumöl*

den oberen als auch den unteren Blutdruckwert senken. Das kann daran liegen, dass Magnesium die Produktion von Prostaglandin E1, also einer chemischen Verbindung, anregt und diese chemische Verbindung wirkt stark gefäßerweiternd. Demnach erweitert Magnesium indirekt unsere Gefäße.

Waren Sie schon einmal bei Ihrem Hausarzt zu einer Blutbesprechung und mussten feststellen, dass Ihre Cholesterinwerte zu hoch sind? Bestimmt hat man Ihnen erklärt, dass es zwei Arten an Cholesterin gibt – das gute HDL und das schlechte LDL. Ein erhöhter Wert des LDLs wird in Zusammenhang mit Arterienverkalkung genannt und das wiederum bedeutet, dass das Risiko für Herzinfarkt steigt. Leider ist es nur so, dass diese Einteilung in HDL und LDL zwar eine vereinfachte Darstellung der Problematik ist, aber auch nicht unbedingt richtig ist. Auch ein erhöhter Wert an HDL könnte zu einer Verkalkung der Arterien führen und damit das Risiko für Herzkrankheiten erhöhen. Wie kann das sein? Nun, entscheidend ist nicht nur die Erhöhung, sondern auch das Verhältnis der beiden Werte zueinander. Cholesterin wird nicht nur über unsere Nahrung aufgenommen, sondern auch von unserer Leber selbst produziert. Aber sowohl Alkohol als auch Zucker werden als eher problematisch angesehen. Magnesium sorgt nun dafür, dass das Enzym, welches die Produktion von Cholesterin steuert, gebremst wird. Wenn also genügend Magnesium in unserem Körper vorhanden ist, kann es das Verhältnis gut ausbalancieren: Sprich, ist viel Cholesterin im Körper, wird das Enzym gebremst, aber wenn dann doch mehr Cholesterin benötigt wird, sorgt Magnesium für eine beschleunigte Produktion. In der Schulmedizin werden oft Statine eingesetzt, welche cholesterinsenkend wirken. Das ist in der Tat der Fall. Doch, dass diese Medikamente in Zusammenhang mit beträchtlichen Nebenwirkungen stehen und sogar gesundheitsschädigend wirken können, wird oft nicht erwähnt. Das wäre jetzt aber auch nicht der einzige Punkt, der beunruhigend klingen mag. Die Werte des Cholesterins können nämlich auch täuschen. Cholesterin kann von unserem Körper selbst produziert werden, auch ist er in der Lage, dieses abzubauen. Je nach unterschiedlicher Lebenssituation, aber auch abhängig von bestimmten Faktoren, kann der Bedarf an Cholesterin schwanken. Wie hoch sollten also die Cholesterinwerte sein? Und wie viel ist überhaupt zu hoch? Die Meinung von Experten geht hier auseinander. Doch braucht unser Körper Cholesterin dringend – es ist nämlich für die Bildung von Steroidhormonen zuständig. Dazu zählen beispielsweise Testosteron, Östrogen und Progesteron (Anmerkung: Das sind Geschlechtshormone.), aber auch Cortisol, Cortison und Corticosteron (Anmerkung: Das sind Glucocorticoide.). Auch ist Cholesterin für die Bildung von Gallensäure zuständig. Und wenn wir uns viel in der Sonne bewegen, kann unser Körper aus dem Cholesterin Vitamin D zaubern. Sie sehen, die Bedeutung von Cholesterin ist nicht so einfach außer Acht zu lassen. Und da Magnesium – wie Sie bereits weiter oben gelesen haben - Cholesterin auf eine ganz natürlich Art und Weise selbst regulieren kann, ist es auch durchaus sinnvoll, Magnesium einzunehmen.

An dieser Stelle ist auch gut zu wissen, dass dasselbe Enzym Triglyceride, also Blutfette, reduziert. Stark übergewichtige Menschen, Alkoholkranke oder auch Diabetiker zählen zu den Risikogruppen, wenn es um hohe Triglyceridspiegel geht.

**Magnesium schützt unser Herz und auch unsere Blutgefäße. Damit ist es besonders hilfreich im Kampf gegen Arteriosklerose, Herzinfarkt und Schlaganfall.**

Durchblutungsstörungen in Bereichen unseres Gehirns können schnell zu einem Schlaganfall führen. Nach wie vor zählt der Schlaganfall zu einer gefürchteten Erkrankung. Aber ebenso gefürchtet sind die Arterienverkalkung und eine mögliche Folge davon, der Herzinfarkt. Obwohl sich die Forschung seit über 50 Jahren intensiv mit Magnesium und den Auswirkungen auf den menschlichen Organismus beschäftigt, werden viele doch recht eindeutige Ergebnisse nicht komplett ernst genommen. Schon 1957 gab es die ersten Ergebnisse, die zeigten, dass

*Magnesiumöl*

ein Magnesiummangel zu Arteriosklerose und der Verkalkung von Weichgewebe führen kann. Doch gab es immer wieder andere Anhaltspunkte, die dann doch plausibler erschienen oder Studien, deren Ergebnisse eher ernst genommen wurden. Tatsächlich ist es aber so, dass unser Körper und vor allem unser Herz-Kreislauf-System Magnesium ganz dringend benötigt. Dank Magnesium können die kleinen Zellen unseres Herzmuskels richtig funktionieren. Dank Magnesium verklumpt sich unser Blut nicht und kann in gewohnter Manier durch die Blutgefäße gepumpt und von einem Organ zum nächsten transportiert werden.

**Magnesium wirkt gegen Entzündungen – ganz egal, ob Sie eine Zahnfleischentzündung haben oder eine chronische Erkrankung wie Arthritis, Magnesium ist bekannt dafür, Vorgänge regulieren zu können, die mit Entzündungsreaktionen in Verbindung stehen.**

Entzündungen sind eigentlich wichtige und absolut sinnvolle Reaktionen, oder auch Verteidigungsstrategien unseres Immunsystems. Dabei versucht der Körper beispielsweise Viren oder Bakterien zu bekämpfen, Giftstoffe oder Chemikalien abzubauen oder auszuscheiden. An sich also durchaus gut – außer die Entzündungsreaktion gerät außer Kontrolle. Dann können nämlich auch Teile des eigenen Gewebes angegriffen werden und aus der einst akuten Entzündung entwickelt sich eine chronische Entzündung. Mittlerweile ist bekannt, dass chronische Entzündungen an dem Auftreten verschiedenster Krankheiten beteiligt sind. Diabetes, MS (multiple Sklerose); Parkinson, Schuppenflechte oder Neurodermitis, Alzheimer, Krebs, aber auch Herzinfarkt und Schlaganfall sind an dieser Stelle zu nennen. Magnesium aber kämpft gegen Entzündungen an und fördert Dank entzündungshemmender Wirkung die Heilung. Studien zeigen, dass CRP, also C-reaktives Protein, das ein wichtiger Indikator für mögliche Entzündungen ist, aber auch andere Entzündungsmarker sinken, wenn Magnesium eingenommen wird. Magnesium wirkt auf Zellebene. Dort werden bestimmte Vorgänge reguliert, die mit Entzündungsreaktionen in Verbindung stehen. Man geht davon aus, dass Magnesium eine Entzündungsreaktion vorbeugen kann und auch die Rückkehr in den Normalzustand fördern kann.

Bei Arthritis handelt es sich um eine äußerst schmerzhafte, entzündliche Erkrankung, die schubweise auftritt. Die Schübe sind meist Wochen oder Monate lang. Die Krankheit kann sowohl bei Kindern als auch bei Erwachsenen auftreteen, betrifft Frauen allerdings häufiger als Männer. Unter Arthritis werden eine Vielzahl an verschiedenen Krankheiten oder Erkrankungen zusammengefasst, die wohl bekannteste davon ist Rheuma oder auch rheumatoide Arthritis genannt. Die Betroffenen beklagen sich über schmerzende Gelenke und Schwierigkeiten bei jeder noch so kleinen Bewegung. Bevor Sie jetzt ganz überrascht denken, dass Sie darüber doch bereits weiter oben in diesem Kapitel über Arthrose gelesen haben, möchten wir an dieser Stelle ganz klar festhalten, dass Arthritis nicht gleich Arthrose ist. Dabei handelt es sich um zwei verschiedene Krankheiten mit unterschiedlichen Krankheitsbildern, auch wenn beide die Gelenke betreffen. Während die Arthrose ein Vorgang ist, der nicht entzündlich ist, aber die Knorpelmasse dermaßen abgebaut wird und es durch das Aneinanderreiben der Knochen zu starken Schmerzen kommt, ist die Arthritis eine Erkrankung, der eine Entzündung zu Grunde liegt und dann in weiter Folge auch Gelenkschäden entstehen können. Die Schulmedizin betrachtet die rheumatoide Arthritis übrigens als eine Autoimmunerkrankung. Darunter fallen alle Krankheiten, bei denen das eigene Immunsystem fälschlicherweise den eigenen Körper angreift. Die eigenen Teile des Gewebes werden als schädlich eingestuft und die Entzündungsreaktion soll nun dabei helfen, dieses Gewebe unschädlich zu machen. Da bei der chronischen Reaktion allerdings immer mehr von dem Knorpel abgebaut wird, entstehen schnell Schäden an den Gelenken. Aktuell gilt diese Krankheit noch als unheilbar, eine Therapie mit verschiedenen Medikamenten ist natürlich möglich, aber auch immer mit Nebenwirkungen verbunden. In Studien wurde ein Zusammenhang zwischen Magnesiummangel

*Magnesiumöl*

und Arthritis gezeigt. Ein Versuch kann auf jeden Fall nicht schaden!

Tipp: Magnesium schützt nicht nur vor lästigen Zahnfleischentzündungen, sondern hilft auch sie zu heilen. Dazu kann man das Magnesiumöl auftragen, oder den Mund damit spülen – je nach persönlichem Empfinden mit etwas Wasser verdünnt.

Interessant: Schon lange weiß man, dass das Wasser und Salz des Toten Meeres heilend sowie entzündungshemmend wirkt. Grund dafür ist einzig und allein das enthaltene Magnesium – genauer gesagt die Magnesiumionen, die entzündungsfördernde Botenstoffe hemmen.

**Magnesium hilft auch bei Nieren- oder Gallensteinen.**

Sie haben sich schon immer gefragt, was genau Nieren- oder Gallensteine sind und vor allem auch wie diese entstehen können? Wir haben die Antworten für Sie parat und erzählen Ihnen auch, wie Magnesium Sie davor bewahren kann.

Nun ist das so, dass unser Körper üblicherweise bestimmte Dinge selbst ausscheidet. Nierensteine bestehen eigentlich aus denselben Bestandteilen wie unser Urin auch – Kalzium beispielsweise, aber auch Cystin, Struvit oder Harnsäure. Wenn alles gut läuft, werden diese auch ausgeschieden. Manchmal können sie sich aber ablagern oder auskristallisieren. Es könnte sich beispielsweise das Kalzium mit Oxalat, also dem Salz der Oxalsäure, das in unserer Leber produziert wird, verbinden. Demnach ist es auch so wichtig, dass wir besonders viel trinken, um die Bildung von Nierensteinen zu verhindern oder diese im schlimmsten Fall auszuschwemmen. Bei Gallensteinen ist das recht ähnlich. Üblicherweise herrscht ein Gleichgewicht zwischen den Bestandteilen der Gallenflüssigkeit. Zu den Bestandteilen zählen Eiweiß, Bilirubin, aber auch Cholesterin. Ist das Gleichgewicht gestört, können die Bestandteile leicht verklumpen und Gallensteine sind die Folge. Sie können sich im Gallengang oder der Gallenblase ablagern und dort Probleme verursachen. Im Zusammenhang mit beiden

Problematiken, aber auch aufgrund der positiven Auswirkungen des Magnesiums auf unseren Verdauungstrakt, hat sich eine Einnahme von Magnesium bewährt.

**Magnesium wirkt unterstützend bei trägem Darm und sorgt dafür, dass die Darmbewegungen wieder in Gang gebracht werden.**

Das Verdauungssystem ist eines der komplexesten Systeme unseres Körpers und bereits kleine Störungen des hoch komplexen Systems können Probleme verursachen. Magnesium hilft dabei, Verdauungsenzyme zu aktivieren und Galle zu produzieren. Auch verbessert es die Darmflora. Ist nicht ausreichend Magnesium vorhanden, kann die Darmmuskulatur nicht richtig arbeiten. Und wie Sie sich gewiss vorstellen können, gibt es ohne Darmbewegungen keinen Stuhlgang. Deshalb sollten Sie anstatt von Abführmitteln eher zu Magnesium greifen, denn im Gegensatz zu Abführmitteln hat Magnesium keinerlei negative Auswirkungen. Abführmittel können nämlich dazu führen, dass viele wichtige und vor allem wertvolle Inhaltsstoffe, aber auch Wasser ausgeschieden werden und in dessen Folge ein Mangel an Mineralstoffen möglich ist. Sollte Stress der Auslöser von Darmproblemen oder Verstopfung sein, eignet sich Magnesium besonders gut. Üblicherweise löst der Stress Verspannungen der Muskeln im Darm aus und das Magnesium hilft dabei, diese wieder zu entspannen. Dadurch normalisiert sich dann wieder die Darmtätigkeit und auch der Stuhlgang wird von alleine aus möglich sein.

**Magnesium hilft bei Frauenbeschwerden! Als das Salz der inneren Ruhe wirkt es sich nicht nur positiv auf die Stimmung aus, sondern hilft auch dabei die Muskulatur zu entspannen und erleichtert damit Regelschmerzen.**

Als Frau hat man es nicht immer einfach. Krämpfe und druckempfindliche Brüste, Depression und Ängstlichkeit, Heißhunger mit gleichzeitiger Verstopfung und Blähungen, Hautunreinheiten, aber auch Kopf- und Bauchschmerzen zählen zu dem typischen Beschwerdebild

*Magnesiumöl*

von PMS, dem prämenstruellen Syndrom. Über Gereiztheit und Stimmungsschwankungen brauchen wir Ihnen gewiss nichts erzählen! Nun ist es so, dass die Symptome von Frau zu Frau unterschiedlich sind und nicht jede Frau von den gleichen Beschwerden berichten kann. Doch rechnet man damit, dass in etwa 75% aller Frauen im gebärfähigen Alter PMS kennen. Übergewichtige Frauen empfinden die Symptome stärker als normalgewichtige Frauen.

Und nun kommt der Helfer Magnesium ins Spiel, der nicht nur positiv auf die Nerven und Stimmung wirkt, sondern auch entspannt und vitalisiert. Gerade die bekannten Regelschmerzen werden von verkrampften Muskeln ausgelöst. Magnesium sorgt nun aber dafür, dass sich die Muskulatur entspannen kann und dadurch lassen die Schmerzen nach.

**Diabetes stellt weltweit ein großes Problem dar und immer mehr Menschen leiden an dieser Störung dies Zuckerstoffwechsels. Die Anzahl an Diabeteserkrankungen steigt nach wie vor – bei Typ-2-Diabetes kann Magnesium Hilfe bringen!**

Was aber ist überhaupt Diabetes? Nun, dabei handelt es sich um eine Stoffwechselerkrankung, die mittlerweile viele Menschen betrifft. Tendenz steigend. Unterteilt werden kann Diabetes in zwei Typen, nämlich Typ 1 und Typ 2. Trotz der Unterteilung geht es in beiden Fällen um das Hormon Insulin. Insulin hat die Aufgabe, den Blutzuckerspiegel unseres Körpers zu regulieren. Ist man an Typ 1 Diabetes erkrankt, liegt das daran, dass unserem Körper das Hormon Insulin fehlt. Die Bauspeicheldrüse produziert in diesem Fall wenig bis gar kein Insulin, was in weiterer Folge bedeutet, dass unsere Zellen keinen Blutzucker aufnehmen können. Dafür wird nämlich Insulin gebraucht, um die Zellen für das Eindringen der Glukose vorzubereiten. Demnach bleibt der Zucker aber im Blut und das verursacht in weiterer Folge auch die hohen Blutzuckerwerte. Schwankungen der Blutzuckerwerte sind ebenso möglich. Am häufigsten tritt diese Art von Diabetes bei Jugendlichen auf oder aber auch jüngeren Erwachsene. Eingestuft wird Diabetes Typ 1 als Autoimmunerkrankung, weil unser Körper, also das Immunsystem, die insulinproduzierenden Zellen angreift.

Im Gegensatz dazu wird bei Typ 2 das Insulin in der Bauchspeicheldrüse hergestellt, aber unser Körper ist nicht im Stande, dieses Hormon auch richtig zu verwenden. Man nennt den Zustand auch Insulinresistenz. Wie bereits weiter oben beschrieben, wird Insulin dringend benötigt, denn nur dadurch öffnen sich die Zellen unseres Körpers für die Aufnahme des wichtigen Zelltreibstoffs Glukose. Kann der Körper den Blutzucker nicht verwenden, wird er über den Urin von unserem Körper ausgeschieden. Typ 2 Diabetes wird oft auch als Alterszucker bezeichnet, was daran liegt, dass die meisten Fälle erst nach dem 40. Lebensjahr auftreten. Doch ist es mittlerweile so, dass auch Kinder Typ 2 Diabetes entwickeln können.

Ursächlich sind Übergewicht, eine falsche Ernährung aber auch ein Mangel an Bewegung. Das sind alles Dinge, die dank unserer gesellschaftlichen Veränderungen und beruflichen Herausforderungen gar nicht so unüblich sind. Typ 2 Diabetes trifft im Allgemeinen übrigens öfter auf als Typ 1 Diabetes. Prinzipiell ist das aber auch nicht so wichtig, denn Fakt ist, dass weder ein Mangel an Insulin, noch eine Insulinresistenz gut sind. Der Blutzuckerhaushalt kann so nämlich nicht reguliert werden. Ist nun der Blutzuckerspiegel dauerhaft erhöht, kann das dazu führen, dass unsere Blutgefäße, Organe oder auch Nerven beschädigt werden. Und das gilt es natürlich zu verhindern.

Nun gab es dazu in der Vergangenheit Studien, welche zeigten, dass Menschen, die ausreichend Magnesium zu sich nehmen, wesentlich seltener an Diabetes erkrankten als Menschen, bei denen ein Mangel an Magnesium vorliegt. Magnesium kann für das Insulin Zellen öffnen, sodass dann in weiterer Folge der wichtige Mineralstoff in den Zellen eingelagert werden kann. Im Gegensatz dazu kann allerdings ein Mangel an Magnesium die Entstehung einer Zuckerkrankheit fördern.

*Magnesiumöl*

**Magnesium ist ein wahres Multitalent!**

Die Liste an Vorteilen ist bereits ziemlich lange, dennoch handelt es sich dabei noch längst nicht um alle Vorteile, die das Multitalent mit sich bringt. Vor allem, wenn es um lästige Problemchen wie Hühneraugen oder Hautpilz geht. Viele begeisterte Anwender sind der Überzeugung, dass Magnesiumöl bei direktem Auftragen dazu führt, dass Hühneraugen einerseits eintrocknen, sich diese Verhärtungen dann herausschälen und sich dann einfach abnehmen lassen. Auch bei Pilzbefall der Nägel oder Haut kann Magnesiumöl gut helfen. Werden die Hautstellen damit eingeölt, lösen sich einige Hautfetzen ab. Nimmt man danach ein warmes Fußbad in basischen Salzen, lösen sich die restlichen Hautfetzen ab. Auch wird Magnesium oft bei Ekzemen oder Akne verwendet und soll hier Linderung bringen. Leider gibt es dazu noch keine veröffentlichten Studienergebnisse, welche die tatsächliche Möglichkeit einer Behandlung von Hauterkrankungen mit Magnesium dokumentieren. Aber es gibt bereits viele Erfahrungsberichte von begeisterten Anwendern, die durchaus Hoffnung machen.

Magnesiumöl kann übrigens auch als natürliches Deodorant verwendet werden – seien Sie dabei allerdings vorsichtig, denn nicht jeder hat dieselben Empfindungen und es könnte auch an dieser Stelle zu starkem Juckreiz oder unangenehmen Hautreizungen kommen.

Bei der Antibabypille handelt es sich um ein Verhütungsmittel, das auf Hormonen basiert. Die Hormone wurden dabei synthetisch hergestellt und chemisch verändert. Sie sind dem Körper also fremd. Kleine Veränderungen in natürlichen Substanzen führen dazu, dass unser Körper aus dem Gleichgewicht gerät und bei der Antibabypille ist es in der Tat so, dass sie den Bedarf an Magnesium verändert. Bei der Einnahme von synthetischen Hormonen ist es nun so, dass diese den Magnesiumspiegel senken. Das führt dann dazu, dass mehr Magnesium aufgenommen werden muss, um wieder ein Gleichgewicht zu erhalten.

Wie Sie sehen können, Magnesium hat eine außerordentlich wichtige Rolle über und sollte demnach nicht vernachlässigt werden.

Hinweis: Da wir generell keine medizinische Beratung anbieten können, bitten wir Sie bei Vorliegen von Erkrankungen, Beschwerden oder Symptomen um eine Rücksprache mit einem Arzt oder Apotheker, bevor Sie mit einer begleitenden Therapie mit Magnesium beginnen.

## 6. Die Einnahme von Magnesium

Magnesium in der typischen Kapsel- oder Pulverform ist den meisten Menschen bekannt. Der eine oder andere Sportler greift auch gerne auf eine Brausetablette zurück, die sich sprudelnd im Wasser auflöst und dann bequem getrunken werden kann. Andere bevorzugen das feine Pulver, das direkt auf die Zunge gegeben werden kann, wo es dann schmilzt und so über die Mundschleimhaut aufgenommen werden kann. Diese besondere Darreichungsform als Öl ist im Gegensatz zu den genannten Varianten eher unbekannt.

Warum sollte man aber Magnesiumöl verwenden, wenn man doch ebenso gut eine Brausetablette oder Pulver verwenden könnte? Das Öl hat den großen Vorteil, dass es so vollständig von unserem Körper, genauer gesagt der Haut, aufgenommen werden kann. In der Literatur werden hier verschiedenste Spezialisten rund um die Doktoren Sircus und Shealy genannt, die sich intensivst mit Magnesium auseinandergesetzt haben und in zahlreichen Studien zeigen, dass es das Öl ist, das die höchste Wirksamkeit bietet. Das bedeutet natürlich nicht, dass Pulver, Tabletten oder Kapseln nicht wirksam sind, sondern lediglich, dass über diese Darreichungsformen nur ein bestimmter Prozentsatz von Magnesium aufgenommen werden kann. Während aber bei der Verwendung des Magnesiumöls 100 Prozent aufgenommen werden können.

Es gibt viele verschiedene Varianten von Magnesium. Magnesiumoxid beispielsweise ist eine recht preisgünstige Form und wird deshalb oft in den verschiedensten Produkten verwendet. Leider handelt es sich dabei nicht nur um eine günstige, sondern auch um eine verhältnismäßig schlecht Alternative. Von dem günstigen Magnesiumoxid werden nur in etwa vier Prozent von unserem Organismus aufgenommen – der Rest wird einfach ausgeschieden, denn er kann von unserem Körper nicht verarbeitet werden. Das ist auch der Grund dafür, warum Magnesiumoxid oft als Abführmittel verwendet wird. Besser geeignet sind Magnesiumcarbonat oder Magnesiumcitrat. Beide werden wesentlich besser von unserem Körper aufgenommen. Doch können auch diese nicht mit dem Magnesiumöl mithalten, was hauptsächlich daran liegt, dass die Aufnahme über den Magen-Darm-Trakt relativ problematisch ist. Magnesium ist ein recht reaktionsfreudiges Mineral, das sich leider nicht gegen die Konkurrenz durchsetzen kann.

Leidet man außerdem an einem Mangel an den beiden Vitaminen B1 und B6, ist die Aufnahme nicht ideal möglich und ebenso behindern erhöhte Konzentrationen von Fett, Protein, Kalzium oder Phosphor die Resorption von Magnesium. Und dann gibt es noch eine Liste an Lebensmitteln, die ebenso die Aufnahme von Magnesium hemmen können. Alkohol spielt in diesem Zusammenhang eine große Rolle, aber ebenso die Phytinsäure, die in Getreide enthalten ist, die Oxalsäure, die in Spinat enthalten ist oder Tannine, welche in schwarzem oder grünem Tee enthalten sind. Und selbst unter den optimalsten Bedingungen können nur maximal 60 Prozent von Magnesium absorbiert werden. Wie bereits erwähnt, können 100 Prozent des Magnesiumöls aufgenommen werden. Je nach Zustand der Haut kann es zu einigen kleineren Schwankungen kommen. Frisch gereinigte Haut nimmt Magnesium wesentlich besser auf als Haut, deren Durchlässigkeit durch verschiedenste kosmetische Produkte wie Körpercremes, Lotion, Öle oder aber auch durch Schweiß reduziert wird.

Nun haben Sie einen wichtigen Überblick über Magnesium und dessen Wichtigkeit erhalten. Sie wissen außerdem welche Symptome bei einem Mangel auftreten können und welche Vorteile die Einnahme von Magnesium hat. Auch kennen Sie die verschiedenen Möglichkeiten der Einnahme, wovon Ihnen gewiss einige bekannt sind. Und dann haben Sie auch erfahren, warum die Verwendung von Magnesiumöl Vorteile gegenüber anderen Einnahmemethoden hat. Worum genau es sich dabei handelt, möchten wir Ihnen im nächsten Kapitel ausführlich erklären.

# 7. Das Magnesiumöl

Was ist denn nun Magnesiumöl?

Bei Magnesiumöl handelt es sich eigentlich um eine Magnesiumchlorid-Wasser-lösung. Diese fühlt sich von der Konsistenz her recht ölig an, hat aber mit eigentlichem Öl wenig zu tun. Den Namen hat es wohl aufgrund der Konsistenz.

Das Magnesiumchlorid wird generell durch das Verdampfen von Meerwasser gewonnen und ist demnach eine komplett natürliche Substanz. Je nach Gegend hat unser Meerwasser einen unterschiedlich hohen Gehalt an dem wertvollen Magnesium. Gerade das Tote Meer ist besonders reich daran, ebenso aber das Zechsteinmeer, welches vor rund 250 Millionen Jahren in Mitteleuropa bestand. Dank unseren neuen Technologien ist es möglich, dass wir von diesen alten Schichten profitieren können und so Magnesiumchlorid abbauen können. Da diese Schichten sehr tief sind, müssen wir uns auch nicht vor Umweltverschmutzungen oder sonstigen Belastungen fürchten. Das Magnesiumöl aus dem Zechsteinmeer ist besonders rein und kann theoretisch sogar ohne weitere Verarbeitung als Lösung angeboten und verkauft werden. Auch das Magnesiumchlorid, das aus dem Toten Meer gewonnen wird, weist eine hohe Reinheit auf.

Chlor ist übrigens ebenso ein Mineralstoff. In der Natur kommt er unter dem Namen „Chlorid" vor und zwar immer in Verbindung mit einem anderen Element. In unserem Fall kommt das Chlorid gemeinsam mit Magnesium vor. Magnesiumchlorid ist nicht ganz so bekannt wie Natriumchlorid. Sie kennen Natriumchlorid nicht? Das liegt bestimmt daran, dass wir üblicherweise Kochsalz dazu sagen. Genauso wie Magnesium hat auch Chlorid eine wichtige Aufgabe in unserem Körper. Und zwar reguliert es den Flüssigkeitsstrom zwischen den einzelnen Zellen unseres Körpers und sorgt außerdem für ein

Gleichgewicht zwischen Säuren und Basen. Dank der Unterstützung der Chloride entstehen Nervenimpulse und werden an die richtige Stelle weitergeleitet.

Baden Sie gerne im Meer? Das Meerwasser ist nämlich eine Natrium-Chlorid-Lösung. Doch ist sie wesentlich konzentrierter als unser Magnesiumöl. Doch verhält sich Magnesiumöl recht ähnlich wie Meerwasser. Wer denn schon einmal Magnesiumöl verwendet hat, wird nämlich auch bemerkt haben, dass es nicht komplett einzieht, sondern ein leicht salziger, oft weißer Film auf der Haut zurückbleibt. Dieser salzige Film ist ähnlich wie der, der entsteht, wenn das Meerwasser auf unserer Haut eintrocknet. Viele Menschen reagieren sehr sensibel auf Meerwasser. Bei Magnesiumöl ist das Gott sei Dank kaum bis selten der Fall. Je nach dem Ort oder der Stelle des Auftragens kann die Haut dort sehr stark zu jucken beginnen. Das passiert oft bald nach dem Auftragen. An manchen Stellen ist die Haut einfach sehr empfindlich und dort kann es neben dem Juckreiz auch zu Hautreizungen wie Rötungen kommen. Andere Stellen sind hingegen nicht so empfindlich und reagieren kaum oder gar nicht. Versuchen Sie das Auftragen an einer anderen Stelle, wenn Sie denn unangenehme Hautreizungen verspüren. Von manchen Menschen wird übrigens auch ein leichtes Kribbeln empfunden oder aber ein gewisses, nicht jedoch unangenehmes Wärmegefühl auf den aufgetragenen Körperstellen. All diese „Begleiterscheinungen" sind im Grunde genommen ein Zeichen dafür, dass das Magnesium von unserem Körper aufgenommen wird.

Gut zu wissen ist, dass das Magnesiumöl nach einer Einwirkdauer von 20 bis 30 Minuten mit Wasser abgewaschen werden kann, ohne dabei einen negativen Effekt auf die eigentliche Wirkung des Magnesiums auszulösen.

Sehen wir uns die Zusammensetzung anhand des Beispiels Magnesiumöl aus dem Zechsteinmeer genauer an. Die Magnesiumchlorid-Lösung besteht aus 31 Prozent Magnesiumchlorid, der Rest ist Wasser. Ein Liter enthält demnach zirka 403 Gramm Magnesiumchlorid und demnach 103 Gramm reines, oder auch elementares, Magnesium. Daraus ergeben sich dann 103 mg reines Magnesium in 1 ml und 1030 mg reines Magnesium in 10 ml. Geringere Konzentrationen kann man durch das Beimengen von Wasser, also das Verdünnen, erlangen.

## a. Die Herstellung von Magnesiumöl

Ja, Sie haben richtig gelesen. Magnesiumöl kann man in der Tat recht einfach und schnell selbst herstellen. Prinzipiell ist die Qualität von Magnesiumöl, das über den Handel bezogen werden kann, nicht schlecht. Doch ist es so, dass der ein oder andere Leser bzw. die eine oder andere Leserin bestimmt selbst aktiv tätig werden möchte und deshalb möchten wir Ihnen diese Möglichkeit nicht vorenthalten. Die Herstellung von Magnesiumöl ist wirklich nicht schwierig!

Prinzipiell brauchen Sie dafür auch nur zwei Zutaten: Wasser und Magnesiumchlorid. Achten Sie beim Kauf von Magnesiumchlorid darauf, dass es sich dabei um Magnesiumchlorid oder Magnesiumchlorid-Hexahydrat handelt. Das Hexahydrat besteht üblicherweise aus 12 Prozent reinem Magnesium und 88 Prozent Chloriden sowie kristallinem Wasser. Bei einem Gramm Magnesium-Hexahydrat erhalt man in etwa 120 mg reines Magnesium, bei sechs Gramm sind es in etwa 720 mg reines Magnesium. Wenn Sie Magnesiumöl selbst herstellen ist jede Konzentration möglich, sie können diese nach Ihrem Belieben auswählen. In der Regel werden alle Konzentrationen Magnesiumöl genannt, auch wenn sich nur die höher dosierten Konzentrationen ölig anfühlen. Möchte man Magnesiumöl einnehmen oder ist es in der Vergangenheit bereits zu Hautreizungen, Rötungen oder starkem Juckreiz gekommen, ist es durchaus sinnvoll, eine niedrigere Konzentration anzustreben.

*Sandra Fassbender*

**Rezept für die Herstellung von einem Liter Magnesiumöl**

Zutaten:

34 Gramm Magnesiumchlorid-Hexahydrat (entspricht in etwa vier Teelöffeln)

1 Liter Wasser

Zubereitung:

Geben Sie das Magnesiumchlorid-Hexahydrat in die Wasserflasche und anschließend füllen Sie dann das Wasser ein.

Die Lösung können Sie in der Flasche aufbewahren. Wichtig ist, dass Sie diese gut verschließen, sobald Sie sie nicht mehr in Verwendung haben. Das Magnesiumöl kann je nach Bedarf entweder über einen Sprühaufsatz aufgesprüht werden oder aber von Hand aufgetragen werden. Ein Milliliter dieser Lösung wird dann rund 4 mg reines Magnesium enthalten, bei 10 ml sind es etwas über 40 mg reines Magnesium und bei 100 ml der Lösung kommt es auf 408 mg reines Magnesium.

Wie gesagt, Magnesiumöl kann man bequem über das Internet erwerben oder auch in einigen gut sortierten Reformhäusern kaufen. Demnach ist es nicht notwendig, dass Sie sich selbst ans Werk machen und Ihr eigenes Magnesiumöl herstellen. Wir möchten Ihnen aber der Vollständigkeit wegen davon berichten, damit Sie zumindest darüber Bescheid wissen.

## b. Die Anwendungsmöglichkeiten

Obwohl es sich bei Magnesiumöl um eine flüssige Lösung handelt, kann man das Produkt auf verschiedene Arten anwenden. Jeder der in

*Magnesiumöl*

diesem Unterkapitel genannten Möglichkeiten hat Vorteile, von denen Sie sich am besten selbst überzeugen können. Für welche Variante Sie sich am Ende entscheiden, bleibt natürlich Ihnen überlassen.

Am einfachsten und wohl auch am bekanntesten ist die äußerliche Anwendung durch Aufsprühen oder aber Einmassieren des Magnesiumöls.

Äußerliche Anwendung

Magnesiumöl kann auf jede beliebige Körperstelle gegeben werden. Für die Verteilung gibt es die unterschiedlichsten Möglichkeiten. Eine kleine Sprühflasche eignet sich besonders gut, aber mittlerweile ist Magnesium auch in kleinen Deodorant-Flakons erhältlich. Damit kann das Magnesiumöl nicht nur als natürliche Alternative zur kosmetischen Variante aufgetragen werden, sondern auch bequem auf andere Körperstellen aufgetragen werden. Prinzipiell spricht aber auch nichts dagegen, dass man etwas Magnesiumöl auf die Handflächen gibt und dann per Hand auf der gewünschten Körperstelle verteilt. Das Magnesiumöl kann gerne kurz einmassiert, aber auch einfach nur aufgetragen werden. Wenn Sie akute Schmerzen haben, so ist es auch sinnvoll das Magnesiumöl kurz einzumassieren. Gerade bei Rückenschmerzen wird von Anwendern immer wieder berichtet, dass sich das Einmassieren besonders positiv ausgewirkt hat und es schnell zu einer Linderung des Schmerzes gekommen ist. Es ist aber generell empfehlenswert, dass Magnesiumöl kurz einzumassieren, wenn man denn Schmerzen hat. Es könnte sein, dass die Hände durch das Magnesiumöl leicht klebrig werden, deshalb ist empfehlenswert, sich nach dem Auftragen die Hände zu waschen.

Tipp: Haben Sie eine Körperbürste zuhause? Super! Sie haben diese allerdings noch nie verwendet? Dann ist es an der Zeit, dass Sie das ändern. Das Abbürsten mit qualitativ hochwertigen Körperbürsten ist eine ideale Vorbereitung auf das Auftragen von Magnesiumöl. Beim Bürsten achten Sie darauf, dass Sie immer in Richtung Herz bürsten.

*Sandra Fassbender*

Am besten beginnen Sie am rechten Fuß und bürsten das Bein nach oben. Danach bürsten Sie das linke Bein – auch hier beginnen Sie unten am Fuß oder Knöchel und bürsten vorsichtig nach oben. Es folgt die rechte Hand. Auch hier beginnen Sie an den Fingern und Händen und bürsten von dort aus in Richtung der Schultern. Und dann widmen Sie sich der linken Hand. Wie auch bei der rechten Hand bürsten Sie von den Fingern oder dem Handrücken ausgehend in Richtung Schultern. Auf dem Bauch kann man in Kreisen bürsten – hier ist die Haut allerdings oft sensibel, drücken Sie also nicht zu fest auf. Das Bürsten des Körpers sorgt nicht nur dafür, dass die alten, bereits abgestorbenen Hautzellen entfernt werden, sondern auch der Blutkreislauf wird angeregt. Zusätzlich wird dadurch das Lymphsystem stimuliert. Wie Sie sich bestimmt denken können, hilft all das der schnellen und effizienten Verteilung des Magnesiums im Körper. Auch sorgt die Bürste dafür, dass die Hautzellen geöffnet werden und das Öl dadurch besser eindringen kann. Wenn Sie das Magnesium auf diese Art auftragen, achten Sie bitte darauf, dass Ihre Haut möglichst trocken ist.

Die nun angeführten Anwendungstipps sind auch eine Möglichkeit der äußeren Anwendung, die sich bei vielen Menschen besonders bewährt haben und deshalb immer wieder empfohlen werden. Einerseits gibt es die Möglichkeit der Massage mit der öl-ähnlichen Substanz und andererseits können Sie Ihre Füße ganz bequem in dem Öl baden. Wenn Sie gerne in der Badewanne entspannen, gibt es auch die Möglichkeit eines Vollbades im warmen Badewasser versetzt mit etwas Magnesiumöl. Alle drei Möglichkeiten sind überaus empfehlenswert und können gerne von Ihnen ausprobiert werden. Bei akuten Schmerzen können Sie auch einen Magnesiumwickel anwenden. Die Vor- und Nachteile finden Sie in den nächsten Absätzen nochmals im Detail aufgeschlüsselt.

*Massage*

Vor allem bei einer professionellen Massage kann der Blutfluss im Körper angeregt werden, aber auch der Massage durch den Partner kann

*Magnesiumöl*

es zu einem ähnlichen Effekt kommen. Das Öl sollte dabei langsam in die Haut einmassiert werden, was dann dazu führt, dass es schnell und gut aufgenommen werden kann. Besonders effektiv ist die Massage nach einer warmen Dusche. Ähnlich wie beim Fuß- oder Vollbad werden dabei die Poren unserer Haut geöffnet, was dann dazu führt, dass das Magnesiumöl gut eindringen kann. Außerdem werden beim Duschen alte, abgestorbene Hautzellen, sowie Schmutz und Schweiß entfernt. Das bedeutet, dass dem direkten Weg des Magnesiumöls in unseren Körper nichts im Wege steht!

*Fußbad*

Besonders zu empfehlen ist die Anwendung im Fußbad. Obwohl man meinen mag, dass man über die dicke Haut an den Fußsohlen nicht viel davon in den Körper aufnehmen kann, ist es eher umgekehrt: Über die Fußsohlen kann in der Tat besonders viel des wichtigen Mineralstoffs aufgenommen werden. Deshalb ist das Fußbad bei vielen Anwendern besonders beliebt. Dazu verwenden Sie bitte unbedingt warmes Wasser, denn in warmem Wasser öffnen sich die Poren etwas weiter und dadurch kann dann das Magnesium besonders schnell und effektiv eindringen. Die Wärme sorgt zusätzlich dafür, dass der Blutkreislauf angeregt wird. Demnach wird das Magnesium auch schnell weiter transportiert. Die Menge des Magnesiums ist hier auch von den eigenen Bedürfnissen abhängig. Da das Magnesiumöl aber gut dosiert werden kann, ist hier eine individuelle Anpassung auch gut möglich. Empfehlungen zufolge kann man gut mit einer Menge von 100 bis 150 ml beginnen, aber auch diese Angabe hängt sehr stark von dem von Ihnen gewählten Öl und der Konzentration dieses Öl zusammen. Deshalb ist hier ein vorsichtiges Testen empfehlenswert!

*Vollbad*

Was den Füßen gut tut, kann auch dem gesamten Körper gut tun. Auch ein Vollbad ist mit dem beliebten Magnesiumöl gut möglich. Das hat durchaus Vorteile! Wenn man in Magnesiumöl badet, ist es so, dass der Wirkstoff vom ganzen Körper aufgenommen werden kann. Bei Magnesiumöl erfolgt, wie Sie bereits gelesen haben, die Aufnahme direkt über die Haut. Hier gibt es grundsätzlich keine besser oder schlechter geeigneten Stellen. Deshalb kann es bei einem Vollbad schnell und einfach aufgenommen werden. Auch hier sollten Sie grundsätzlich in möglichst warmem Wasser baden. Aufgrund der Wärme des Wassers öffnen sich nämlich die Poren und das ist die ideale Grundlage für ein ausgiebiges Vollbad im Magnesiumöl. Ein weiterer Vorteil ist, dass es zu keinen unangenehmen Hautreaktionen oder Reizungen kommen sollte. Da das Magnesiumöl in dieser Form besonders verdünnt ist, sollte es hier zu keinem starken Juckreiz oder unangenehmen Kribbeln kommen. Auch ist nicht zu vergessen, dass es sich bei einem Vollbad um ein irrsinnig entspannendes Ritual handelt, bei dem Sie vor allem nach einem langen, anstrengenden Tag abschalten können und das dadurch einen doppelten, positiven Effekt auf Ihr Nervensystem und Ihre Psyche hat. Aber nicht nur nach einem fordernden Arbeitstag, sondern auch nach großer sportlicher Anstrengung kann ein Vollbad mit Magnesiumöl besonders gut wirken. Ihre Muskeln können sich entspannen. Schmerzen in den Gelenken oder Muskeln lassen nach. Und auch entgiftet und entsäuert Ihr Körper natürlich, da Magnesium Giftstoffe erfolgreich ausleiten kann. Ähnlich wie beim Fußbad können Sie auch hier das Magnesium nach eigenen Bedürfnissen dosieren. Empfehlungen zufolge kann man gut mit einer Menge von 100 bis 200 ml beginnen, aber auch hier hängt diese Angabe sehr stark von dem von Ihnen gewählten Öl und der Konzentration dieses Öl zusammen. Deshalb ist auch an dieser Stelle ein vorsichtiges Testen ratsam!

*Magnesiumwickel*

Können Sie sich noch an die guten, alten Hausmittel von Ihren Großeltern erinnern? Hatte man Halsschmerzen oder Husten wurde schnell ein Zitronenwickel aufgelegt und je nachdem ob man eine Entzündung hatte oder Schmerzen, wurde entweder ein kalter oder warmer

*Magnesiumöl*

Topfenwickel auf die schmerzende Stelle aufgelegt, um so schlechtmöglich für Linderung zu sorgen. Ähnlich verhält sich das mit dem Magnesiumwickel. Dabei wird ein Baumwolltuch in Magnesiumöl getränkt. Üblicherweise greift man hier auf die mit Wasser verdünnte Lösung zurück. Dazu verdünnen Sie das Magnesiumöl am besten mit warmem Wasser und tränken danach ein Baumwolltuch in der Flüssigkeit. Winden Sie das Tuch gut aus, bevor Sie es um die betroffene Körperstelle, wie Arme, Beine oder Füße, wickeln. Wenn Sie das Magnesiumöl nicht verdünnt haben, kann es auch bei dem Wickel zu kleineren Hautreaktionen wie Juckreiz oder Kribbeln kommen. Wenn es sich um eine verdünnt Lösung handelte, sollte es normalerweise zu keinen Problemen kommen. Trotzdem gilt auch hier: Lassen Sie den Wickel nur so lange auf der Haut, wie er sich auch angenehm anfühlt. Mindestens sollte er allerdings 20 bis 30 Minuten auf der Haut bleiben. Am besten eigenen sich allerdings längere Einwirkzeiten von zwei bis drei Stunden. Wer möchte, kann natürlich danach die Körperstelle mit warmem Wasser abspülen. Sollte der Wickel als besonders angenehm empfunden werden, besteht auch die Möglichkeit, dass Sie diesen über Nacht auf der betroffenen Hautstelle zu lassen. Hier gilt wie üblich: Hausverstand einschalten und auf den eigenen Körper hören – der weiß nämlich am besten, was Ihnen gut tut und was nicht.

Und nun kommen wir zu einer Möglichkeit, über die Sie vielleicht noch nicht Bescheid wussten – nämlich die innerliche Anwendung des Magnesiumöls. Das man Magnesium in Kapsel-, Pulver- oder Brauseform einfach und bequem oral einnehmen kann, wissen Sie gewiss. Wie aber kann das Magnesiumöl eingenommen werden? Ganz einfach! Im nächsten Absatz verraten wir Ihnen, wie die innerliche Anwendung funktioniert.

**Innerliche Anwendung**

Magnesiumchlorid (das noch nicht in Wasser aufgelöste Pulver) kann ebenso wie fertiges Magnesiumöl eingenommen werden. Es muss nur beachtet werden, dass die Lösung stärker verdünnt werden muss als die selbst hergestellte Variante. Sie können sich bestimmt denken, dass Magnesium recht salzig schmeckt. Oft wird auch ein bitterer Beigeschmack erkannt. In einer geringen Konzentration mit Wasser verdünnt, ist dieser Geschmack fast nicht mehr nachvollziehbar. Sie können das Magnesiumkonzentrat mit beliebig viel Wasser verdünnen – das hat keine Auswirkungen auf den Gehalt des Magnesiums. Oral wird üblicherweise weniger aufgenommen, man denkt dabei an rund 30 Prozent. Besonders empfehlenswert ist die Einnahme direkt nach dem Aufstehen oder aber auch nach einem leckeren Frühstück. Wer unter Stress leidet, viel Sport macht, Medikamente einnimmt, schwanger oder bereits etwas älter ist oder einer der anderen Risikogruppen angehört, kann abends noch eine zusätzliche Dosis einnehmen.

## c. Die richtige Dosis von Magnesium

Nun haben Sie eine Menge über die Wichtigkeit von Magnesium, die Symptome bei einem Mangel, aber auch die Anwendungsmöglichkeiten gelernt. Was hat es aber mit der Dosis auf sich? Wie viel Magnesium kann oder sollte man einnehmen? Da es sich bei Magnesium auch um ein Nahrungsergänzungsmittel handelt, gibt es auch dafür keine eindeutigen, allgemeingültigen Richtlinien, sondern viel mehr Empfehlungen für eine Einnahme. Die RDA und die DGE, also die Deutsche Gesellschaft für Ernährung, haben beide eine Empfehlung von 300 bis 400 Milligramm Magnesium pro Tag definiert. Experten in Sachen Ernährung, aber auch Forscher, die sich jahrelang mit Magnesium auseinander gesetzt haben, sind allerdings der Ansicht, dass es sich bei dieser Empfehlung um eine zu niedrig angesetzte Zahl handelt. Ihrer Meinung nach sollte diese tägliche Einnahme von Magnesium höher angesetzt werden. Dr. Seelig, die sich bereits seit über 40 Jahren intensivst mit Magnesium auseinandergesetzt hat, geht davon aus, dass Erwachsene rund sieben bis zehn Milligramm pro Ki-

*Magnesiumöl*

logramm Körpergewicht aufnehmen sollten. Das würde bei einer 70 Kilogramm schweren Person bedeuten, dass die tägliche Einnahme zwischen 490 und 700 Milligramm liegen sollte. Diese Empfehlung wäre also in etwa doppelt so hoch wie die der RDA oder DGE. Unter bestimmten Umständen kann aber auch diese Empfehlung zu gering sein. Liegen nämlich Krankheiten vor, ist der Stresspegel hoch oder ist in fordernden Situationen eine erhöhte Gehirnleistung gefragt, dann erhöht sich der tägliche Bedarf von Magnesium. Auch Schwangere und Sportler sollten mehr Magnesium einnehmen.

Wenn Sie sich also wundern, wie viel Magnesium Sie einnehmen sollen, dann können wir an dieser Stelle nur sagen: Das kommt darauf an!

Je nach Ihrer körperlichen Fassung, Ihrer sportlichen Betätigung, möglichen Krankheiten oder Stressoren kann die Einnahmeempfehlung variieren. Da man Magnesiumöl aber auch sehr gut individuell dosieren kann, sollten Sie hier keine Probleme haben und können die Dosis flexibel verringern oder steigern. Experten empfehlen zwischen fünf und zwanzig Sprühstößen pro Tag – abhängig von Ihrer persönlichen Situation. Dieser Empfehlung können wir uns nur anschließen. An besonders fordernden Tagen oder bei Vorliegen von Beschwerden, Schmerzen und Erkrankungen kann die Dosis höher sein. Sollte ein lindernder Effekt eingetreten sein, können Sie die Dosis verringern.

## d. Vorsichtsmaßnahmen und Nebenwirkungen

Bei Magnesium generell handelt es sich um einen gut verträglichen Mineralstoff. Doch sollten Sie es mit der Dosierung nicht übertreiben, denn eine Überdosierung kann unter bestimmten Umständen durchaus gefährlich sein. Nun müssen wir allerdings auch dazu sagen, dass man von einer Überdosierung erst dann spricht, wenn über 1,6 mmol Magnesium pro ein Liter Blutserum im Blut sind. Üblicherweise ist es so, dass bei gesunden Menschen der Überschuss an Magnesium einfach über den Stuhlgang mit ausgeschieden wird, während ebenso die Nieren an einer vermehrten Ausscheidung arbeiten. Demnach kann es bei einer Überdosierung zu weichem Stuhl oder Durchfall kommen, in manchen Fällen auch zu starker Übelkeit und Erbrechen. Weitere Symptome einer Überdosierung sind Müdigkeit und Abgeschlagenheit, ein Abfall des Blutdrucks, eine Verminderung oder der komplette Ausfall von Muskelreflexen, aber auch eine generelle Muskelschwäche oder Muskellähmungen. In besonders schweren Fällen kann es auch zu Herzstolpern oder Herzrhythmusstörungen kommen, einer flachen Atmung oder Atemlähmung. Diese kann bis zum Herzstillstand führen. Achtung, bei Menschen, die sich an die empfohlene Dosis halten und deren Körper keine gesundheitlichen Einschränkungen aufweist, sind weder eine gravierende Überdosierung noch schwere Folgen zu erwarten. Trotzdem möchten wir Ihnen diese Informationen nicht vorenthalten. Sollten Sie einmal eine leicht überhöhte Dosis zu sich genommen haben, heißt das nicht automatisch, dass Sie einen Herzstillstand erleiden werden. Also keine Sorge, bei Magnesium, vor allem aber Magnesiumöl, handelt es sich um einen wichtigen Mineralstoff, dessen Supplementierung durchaus sinnvoll ist.

Vorsicht ist beispielsweise dann geboten, wenn Sie unter einer Funktionsstörung der Niere leiden. Darunter fallen alle möglichen Erkrankungen von Niereninsuffizienz bis hin zur Unterfunktion der Nebenniere (auch als Morbus Addison bekannt). In diesem Fall bitten wir Sie unbedingt um eine Rücksprache mit Ihrem behandelnden Arzt bzw. einem Arzt Ihres Vertrauens, bevor Sie mit einer Selbsttherapie beginnen. Wurde eine Reizleitungsstörung des Herzens oder die Muskelerkrankung Myasthenia gravis diagnostiziert, dann sollten Sie ebenso unbedingt einen Arzt kontaktieren, bevor Sie selbständig Experimente mit Magnesium starten.

Wenn Sie schon seit längerem Cortison einnehmen, kann es sein, dass Ihre Haut dünner oder empfindlicher geworden ist. Das ist eine typische Begleiterscheinung des Cortisons. Da Magnesiumöl auf die Haut

*Magnesiumöl*

gesprüht wird und so aufgenommen wird, kann es bei einer dünneren oder empfindlicheren Haut schneller zu Reizungen kommen. Tragen Sie es deshalb vorsichtig an verschiedenen Hautstellen auf und warten die Reaktion ab. Empfehlenswert sind hier die Fußsohlen, da die Haut dort dicker ist und demnach die Haut nicht so stark reagieren wird. Auch können Sie das Magnesiumöl mit Wasser verdünnen – das könnte die Haut schonen. Sollten dennoch Hautstellen gereizt reagieren, können Sie versuchen, das Magnesiumöl nur jeden zweiten Tag aufzutragen.

Es juckt und kribbelt wie verrückt. Was nun? Viele Menschen verspüren nach der erstmaligen Anwendung von Magnesiumöl eine Art Kribbeln. Manchmal fühlt sich die Haut warm an und manchmal wird auch von einem recht unangenehmen Gefühl gesprochen. Das alles ist eine bekannte „Nebenwirkung" von Magnesium. Nun, um eine Nebenwirkung im eigentlichen Sinne handelt es sich dabei nicht, sondern um eine eher lästige Begleiterscheinung. An dieser Stelle sei vermerkt, dass Sie nicht alleine sind, sondern viele Anwender die gleiche Problematik kennen. Wichtig zu wissen ist aber auch, dass diese Begleiterscheinung nach und nach nachlässt und nach längerer Anwendung überhaupt komplett verschwunden sein wird. Wer es trotzdem nicht aushält oder einfach eine besonders sensible Haut hat, die auch in der Vergangenheit immer wieder auf Kosmetikprodukte reagierte, der sollte das Produkt vorab verdünnen und nur mit Wasser gestreckt auftragen. Und wenn es dafür bereits zu spät ist, weil das Produkt bereits aufgetragen wurde und der Juckreiz einfach nicht auszuhalten ist, der sollte die Hautstelle am besten mit Wasser abwaschen. Dann werden Sie schnell Erleichterung spüren. Grundsätzlich sind diese Empfindungen aber sehr subjektiv – der eine nimmt weder unangenehm kribbelnde oder juckende Gefühle war, während die Haut des anderen sehr stark reagiert. Am besten Sie tasten sich vorsichtig an das Magnesiumöl heran. Dazu verwenden Sie nur eine kleine Menge, die Sie dann mit dem Finger auf die gewünschte Stelle auftragen. Nach und nach können Sie mehr von dem Öl hinzufügen. Sollte es zu keiner

Hautreaktion und zu keinem unangenehmen Gefühl kommen, dann können Sie in gewohnter Manier fortfahren und etwas mehr von dem Öl auftragen.

# Schlusswort

Nun sind wir am Ende dieses eBooks angelangt und möchten noch einige abschließende Worte an Sie richten. Wie bei all unseren Büchern handelt es sich um eine sorgfältige Sammlung von Informationen aus verschiedensten Quellen. Wir haben uns auch diesmal große Mühe gegeben, um Ihnen die wichtigsten Punkte einfach verständlich zu erklären. Doch können wir keine medizinische Beratung übernehmen, weshalb wir Sie bitten möchten, mit einem Arzt Ihres Vertrauens Kontakt aufzunehmen, sollten Sie zu Ihrem individuellen Fall Fragen haben oder Bedenken bezüglich einer möglichen Verwendung des Magnesiumöls.

Im Laufe dieses Buches haben Sie eine Menge über den Mineralstoff Magnesium gelernt. Da es sich dabei um ein sehr umfangreiches Thema handelt, ist es schwer alle Informationen in einem eBook möglichst kompakt darzustellen. Deshalb haben wir die wichtigsten Themengebiete für Sie herausgesucht, die auf jeden Fall eine gute Grundlage darstellen und auch die Basis für ein Gespräch mit dem Arzt Ihres Vertrauens liefern können. Von einer allgemeinen Erklärung des Magnesiums bis hin zu der Wichtigkeit und Wirkungsweise in unserem Körper haben Sie eine Menge an Informationen erhalten. Ebenso haben Sie über viele Symptome und Beschwerden gehört, die im Zusammenhang mit einem Magnesiummangel stehen können. Das heißt natürlich nicht pauschal, dass es sich bei Ihren Beschwerden um einen Mangel an Magnesium handeln muss, aber es besteht auf jeden Fall die Möglichkeit. Auch haben Sie einen umfassenden Überblick über mögliche Anwendungsgebiete erhalten und wissen nun, welche Vorteile, die Einnahme von Magnesium bringen kann. Ganz egal, ob Sie damit eine unterstützende Behandlung von Erkrankungen planen oder eine einfache Supplementierung zur Vorbeugung in Betracht ziehen, die Möglichkeiten sind groß. Auch bei akuten Schmerzen oder

Krämpfen kann die schnelle und vor allem einfache Anwendung des Magnesiumöls Linderung bringen. Es gibt eine Vielzahl an positiven Rückmeldungen und auch viele Studienergebnisse, die bereits von großen Erfolgen einer Magnesiumsupplementierung berichten. Deshalb sind wir auch der Meinung, dass es oft wert ist, einen Versuch zu wagen.

Da jeder Körper ganz individuell auf Herausforderungen reagiert und nicht jeder gleichermaßen auf die verschiedenen Methoden anspringt, kann man nicht pauschal behaupten, dass es zu einer Verbesserung von Symptomen kommen kann, aber die Hoffnung ist groß und die Chancen stehen auch aus wissenschaftlicher Sicht ganz gut. Auch aus eigener Erfahrung können wir einen Versuch empfehlen, denn auch wir konnten uns bereits von der Funktion des Magnesiumöls überzeugen.

Wir hoffen natürlich, dass Sie in diesem eBook viele neue Informationen gefunden haben und wir auch die eine oder andere offene Frage beantworten konnten. Ebenso hoffen wir, dass auch Sie sich von der wunderbaren Wirkungsweise des Magnesiumöls überzeugen können!

Alles Gute!

www.ingramcontent.com/pod-product-compliance
Lightning Source LLC
Chambersburg PA
CBHW030052230526
45471CB00003B/1064